場面緘黙の子どもの治療マニュアル
統合的行動アプローチ

Treatment for Children with Selective Mutism:
An Integrative Behavioral Approach

R・リンジー・バーグマン【著】

園山繁樹【監訳】

二瓶社

Treatment for Children with Selective Mutism:
An Integrative Behavioral Approach,
First Edition
© Oxford University Press 2013
Treatment for Children with Selective Mutism:
An Integrative Behavioral Approach, First Edition
was originally published in English in 2013.
This translation is published by arrangement with Oxford University Press.

目　次

謝　辞 iv

第 1 章　セラピストのための基礎知識 ……………………………… 1

第 2 章　治療開始前のアセスメントと心理教育（親セッション）………… 19

第 3 章　セッション1：…………………………………………… 33
治療への導入とラポート形成

第 4 章　セッション2：…………………………………………… 41
ラポート形成、ご褒美システム、感情チャート

第 5 章　セッション3：…………………………………………… 53
クラスチャート、会話はしご、エクスポージャー練習

第 6 章　セッション4−9：……………………………………… 69
初期のエクスポージャーセッション

第 7 章　セッション10：………………………………………… 75
治療の中間セッション

第 8 章　セッション11−14：………………………………… 81
エクスポージャーセッションの中間点

第 9 章　セッション15：………………………………………… 87
エクスポージャーの継続と主体性移行の開始

第 10 章　セッション16−17：……………………………… 91
主体性の移行に留意したエクスポージャーの継続

第 11 章　セッション18−19：……………………………… 97
エクスポージャーの継続と主体性の移行／
これまでの進歩の振り返り

第 12 章　セッション20：……………………………………… 103
再発防止と終了

第 13 章　治療に当たって考慮すべきこと ………………………… 109

付 録 A　エクスポージャー課題の具体例 ……………………… 115
付 録 B　治療の前に使用するもの ……………………………… 121
付 録 C　治療で使用する用紙 …………………………………… 133

引用文献　149
著者紹介　153
監訳者あとがき　154

iii

謝　辞

　この治療マニュアルの開発のために長い間ご協力いただいたジョン・ピアチェンティーニ博士、メロディ・ケラー博士、リサ・オマリー先生、アラセリ・ゴンザレス博士、リンジー・ハント氏に、記して感謝いたします。また、マニュアルを実施し完成に向けて貴重な意見とフィードバックを寄せていただいたセラピストの皆様、ご家族、そして子どもたちに、心からの謝意を表します。

第1章　セラピストのための基礎知識

本書で紹介するプログラムの目的と背景

　本書では、4歳から8歳までの場面緘黙（selective mutism）の子どものための多要素外来治療プログラム（multicomponent outpatient treatment program）について紹介します。場面緘黙は正常に話す能力を持ち、かつ、他の場面では普通に話せるにもかかわらず、特定の社会的場面で話せない状態を言います。場面緘黙は小児社交恐怖と深い関連がありますが、社交恐怖に効果的な既存の認知行動療法（CBT）は場面緘黙の治療にはあまり適していません。一般に、特に低年齢の場面緘黙の子どもは（少なくとも初期のセッションでは）セラピストと話すことができないことが多く、また学校関係者（一般には教師）を積極的に巻き込む必要があることから、既存のCBTの修正が必要です。

　本書で紹介する治療アプローチはエクスポージャー（exposure）を介入の基盤とし、それと組み合わせて使用される行動的技法（behavioral techniques）に重点を置いています。低年齢児の認知発達レベルを考慮すると、認知的技法（cognitive techniques）を使用する場合はより簡単な技法に限られます。これらの技法については別の章で解説しますが、必要に応じて用いるべきです。また、一般に治療はマニュアル通りのペースで進むわけではありません。早いペースでセッションが進む子どももいれば、もっと時間がかかる子どももいます。さらに、本書では特定の介入方法やエクスポージャーに関する具体的な例を示していますが、使用すべき技法を全て網羅しているわけではありません。介入計画の立案はきわめて創造的な作業ですから、セラピストはこのマニュアルに過度に依存しないでください。過度に依存

1

してしまうと、一人ひとりに合った介入ができなかったり、不十分なものになったりするでしょう。

このマニュアルでは、場面緘黙の子どもの治療プログラムにおける標準的な治療手続きと治療の順序や必要な構成要素について紹介します。マニュアルには会話の例がありますが、実際の表現レベルや表現の仕方は、子どもの年齢や発達レベルによって異なります。このように、マニュアルの中の表現は例を示したものですが、セラピストはゴシックで示した会話セットの内容自体には厳密に従うことが推奨されます。この治療プログラムは4歳から8歳の子どものために開発されましたが、プログラムの中核的な方法は、抽象的思考ができる年長の子どもにも適用可能で、その際にはより協働的なアプローチになるでしょう。セラピストは対象児の会話の表現レベルや治療の複雑さを決める時、自身の臨床経験や判断力を活用すべきですが、第13章の「治療に当たって考慮すべきこと」の中で、年長児に対して適用する場合の考え方を述べています。

この障害と問題の中核

場面緘黙は学業成績と社会性の両方に不利益をもたらすと考えられます（例えば、Bergman, Piacentini, & McCracken, 2002; Black & Uhde, 1995; Dummit, Klein, Tancer, Asche, & Martin, 1997）。最新の知見では、場面緘黙の有病率は0.7％から0.8％と、これまで考えられていたよりも高く（Bergman et al., 2002; Elizur & Perednik, 2003）、他の小児期精神障害（例えば、強迫性障害）よりもわずかに低いだけです。場面緘黙の中核症状は、正常な発話能力を持っていても話せないことです。しかし、話せない状態は、周囲の状況、人の存在、場面などいくつかの変数の影響を受けます。正常な発話は少なくともひとつの場面や状況で必ず生じており、家庭場面ではほとんどいつも話すことができます。もし、家庭で全く話せない場合は、場面緘黙以外の

診断を疑ってみる必要があります。

　場面緘黙は、年少児の発達の重要な時期に、社会性、情緒、学業の面に影響を及ぼすため、精神保健・公衆衛生上の重要な問題と考えられています。場面緘黙の有病率はこれまで考えられていたよりも高く、話せないことによって学業成績や社会性の発達に悪影響が及ぶことがデータにより示されています。これらのことから、教師や学校管理職、さらには精神保健従事者のこの障害に対する知識が不足している現状では、周囲の意識の向上と、効果的な治療方法の周知が必要とされています。

併存疾患

　場面緘黙は社交不安障害と密接な関係があると考えられ、多くの研究で、場面緘黙の子どもの半数以上に社交不安障害が見られることが報告されています（例えば、Manassis, Tannock, Garland, Minde, & Mclnnes, 2007; Vecchio & Keraney, 2005）。そのため、場面緘黙の子どものほとんどに行動の抑制が見られますが、なかには数は少ないものの社交不安を示さない子どももいます。社交不安のない子どもは、初対面の人に対しても満面の笑みを見せ、言葉以外の大胆な身振りで、恥ずかしいそぶりもなく挨拶するかもしれません。最近のレビュー論文のうち、Viana, Beidel, & Rabian（2009）は、他の不安障害、コミュニケーションや発達の障害や遅れ、言語障害、排泄障害を含む、多くの障害と場面緘黙の関連性について論じています。しかし、場面緘黙の子どもにこれらの障害がどの程度併存するかを調査した研究で、規模が大きくデザインが適切な研究はありません。

　場面緘黙の子どもが反抗的な傾向を有するか否かに関しては、データにいくぶん矛盾があり、混乱が生じています（この議論については、Viana et al., 2009 を参照）。どちらにしても、臨床家や家族は、不安のために話すことができない状態を「反抗」と間違って捉えないように気をつけなければなりません。反抗的な行動が他の生活場面でも見られるかどうか（あるいは発話や社会的相互交渉に関連する場面での

み見られるか）をアセスメントすることは、反抗的に見える行動が本当に反抗しているのか、それとも子どもの精神状態を示す重要な特徴なのかを見極めるのに役立ちます。

予　後

　前向き縦断研究に該当するものがないため、場面緘黙の長期的な経過についてはほとんど知られていません。幼稚園年長の場面緘黙の子どもについて、6カ月間で症状の改善が見られても、症状がなくならなかったことを示すデータもあります（Bergman et al., 2002）。興味深いことに、子どもの時に場面緘黙であった大人の回顧的報告では、場面緘黙の症状が緩和しても、社交不安や重度の回避行動は持続することが示されています（Dow, Sonies, Scheib, Moss, & Leonard, 1995; Steinhaisen, Wachter, Laimbock, & Metzke, 2006）。

場面緘黙の診断基準

　場面緘黙の診断には、以下に示した『精神疾患の診断・統計マニュアル第5版（DSM-5）』の診断基準を満たしている必要があります〔訳注：原著では DSM-IV-TR が記載されているが、訳書では 2013 年に改訂された DSM-5 の記述とした。診断基準自体は変わっていない〕。

A.　他の状況では話すことができるにもかかわらず、話すことが期待されている特定の社会的状況（例：学校）では一貫して話すことができない。

B.　この障害が学業成績、職業成績、または対人的コミュニケーションを妨げている。

C.　この障害の持続期間は少なくとも1カ月（学校での最初の1カ月に限定されない）。

D.　話すことができないことは、その社会的状況で要求される話し言

第1章　セラピストのための基礎知識

葉の知識や楽しさがないことによるものではない。

E. この障害はコミュニケーション症（例：小児期発症流暢症〔吃音〕）ではうまく説明されず、また、自閉スペクトラム症、統合失調症またはその他の精神病性障害の経過中にのみ起こるものではない。

治療プログラムの開発とそのエビデンス

　場面緘黙という現象に対する関心が高まっているにもかかわらず、適切なデザインを用いた治療研究は不足しています。現在のところ、心理社会的治療の比較対照試験はなく、場面緘黙に有効な経験的に支持された治療プロトコルもありません。このような状況を打開するために、私たちは場面緘黙の治療の有効性を示す予備的なエビデンスを積み上げ、報告してきました。私たちのアプローチは関係者間の主体性移行モデル（interdisciplinary transfer of control model；Silverman & Kurtines, 1996）を採用することによって、画期的な方法で場面緘黙の治療に取り組んでいます。このモデルは、（a）効果的に治療を進めるためにクリニックでの集中的な介入にとどまらず、親に対するトレーニングを行うこと、及び、（b）教師の場面緘黙への対処スキル習得を促すために、治療過程に教師を巻き込むこと、により構成されています。

先行研究

　場面緘黙の治療に関してこれまでに発表されたデータは、一般に、単一事例研究や研究の質が大きく異なる様々な症例報告に限られています。これらの論文の多くでは、診断手続き、アセスメントや評価方法、治療セッションの回数、治療方法の詳細が確認できません。比較対照試験がないことに加え、論文の記述内容が不十分なため、治療の有効性を評価することや治療を再現することができません。論文の記述内容が不十分であっても、行動的技法は場面緘黙の治療に不可欠な構

5

成要素であることは広く認められています（例えば、Cohan, Chavira, & Stein, 2006; Kearney, Haight, & Day, 2011）。さらに、適切な研究方法を用いた研究においても、行動的技法が場面緘黙の治療として支持されています（例えば、Vecchio & Kearney, 2009）。場面緘黙の治療に関してこれまでに発表された論文に明らかに不足していることは、他の小児期不安障害ではすでになされているマニュアル化された治療です（例えば、Kendall, 1994; Kendall & Hedtke, 2006; Piacentini, Langley, & Roblek, 2007）。

　事例研究や症例報告のなかには、話せない場面で発話を増加させる目的で、行動的技法を適用して上手くいった治療がたくさんあります。これまでの論文では、随伴性マネジメント（contingency management；Masten, Stacks, Caldwell-Colbert, & Jackson, 1996; Vecchio & Kearney, 2009）、刺激フェイディング法（stimulus fading；Richburg & Cobia, 1994）、系統的脱感作法（systematic desensitization；Rye & Ullman, 1999）、負の強化（negative reinforcement；Krohn, Weckstein, & Wright, 1992）、シェイピング（shaping；Watson & Kramer, 1992）などの行動的技法が適用されています。録音テープやビデオを用いたユニークなセルフモデリング法を用いた論文もいくつかあります。しばしば指摘されているように（例えば、Bergman & Lee, 2009; Cohan, et al, 2006）、複数の行動的技法を組み合わせることは、最も一般的で有効な治療アプローチです。興味深いことに、適切な実験デザインを用いて最近なされた治療試験（Vecchio & Kearney, 2009）の結果では、エクスポージャーを基盤とした技法と親による随伴性マネジメントのどちらも場面緘黙の治療として有効であることが示されましたが、エクスポージャーを基盤とした技法の方が若干効果が高いようでした。場面緘黙の治療に関する論文は大きく2つに分けられます。ひとつは教育心理学の領域で（例えば、Cleave, 2009）、もうひとつは臨床心理学の領域ですが、どちらも主に行動的技法に焦点を当てたものであることは注目すべきことです。

第 1 章　セラピストのための基礎知識

標準化された場面緘黙治療法の開発

　先に述べたように、他の小児期不安障害については、その妥当性が検証されているマニュアル化された治療法がありますが、場面緘黙については、現在のところ、そのようなマニュアル化された治療法はありません。場面緘黙は小児期不安障害に密接に関連していると考えられますが、既存の小児期不安障害の治療は、場面緘黙の治療に合うように大きく修正する必要があります。既存の治療プロトコルを修正しなければならない理由として、場面緘黙の子どもは話せないこと、場面緘黙の患者の多くは年齢が低いこと、ほとんど全てのケースで積極的に学校関係者を巻き込む必要があることが挙げられます。本書で紹介するマニュアル化された行動的治療法は、これらの修正点に対応しており、予備的なエビデンスにより支持されているものです。

　このマニュアルの基盤となっている治療アプローチは、カリフォルニア大学ロサンゼルス校の小児期強迫性障害・不安障害・チック障害プログラム（UCLA Childhood OCD, Anxiety, and Tic Disorders Program）の一部として、Bergman 博士により数年かけて開発されたものです。1998 年から現在まで、約 90 人の子どもが私たちの臨床プログラムで治療を受けました。2000 年に私たちは、全ての子どもに一貫した方法で実施する統合的行動アプローチを用いて、場面緘黙の治療アプローチの体系化を始めました。私たちの体系化された治療アプローチの一部として、臨床家は「臨床全般印象―改善度」と「臨床全般印象―重症度」（CGI-I, CGI-S; Guy, 1976）の評価を各々の治療セッションで行いました。臨床サンプル（$n = 75$）から得られた CGI-I データによると、平均して、行動的治療法による第 20 セッションまでに、臨床的に有意な改善が示されました。

　この CGI-I の改善に加え、対応のある t 検定では、CGI-S（Guy, 1976）の評価において、ベースライン（$X = 4.46, SD = .66$）から第 8 治療セッション（$X = 3.81, SD = .48$）までに、重症度の有意な減少が示されました（$t (1, 12) = 3.16, p = .008$）。この変化は統計的に有意ですが、第 8 セッションにおける臨床家の CGI-S の平均は、臨床的

7

には障害の値を示したままであったということに注意しなければなりません（CGI-S スコア 4 = 中等度の障害）。しかし、第 20 セッション以降（セッション 20 からセッション 30 の間、$M = 26, SD = 2.68$）の CGI-S の平均は、2.58（$SD = 1.08$）に減少しています（$t (1, 11) = 6.63, p < .001$（CGI-S スコア 2 = 境界域；CGI-S スコア 3 = 軽度の障害））。

　私たちは、開発した行動的治療法を用いて場面緘黙の子どもの治療研究を数年積み重ねた後、この治療アプローチをマニュアル化し、有効性を検証するために国立衛生研究所（NIH）の研究費を獲得しました。その結果、『場面緘黙のための統合的行動治療法（*Integrated Behavioral Treatment for Selective Mutism*）』というタイトルのマニュアル（未公刊）を作成し、最初は数人の子どもに試験的に実施した後、4 歳から 8 歳の 21 人の子どもを対象に、小規模の無作為化比較対照試験により有効性の検証を行いました。21 人のうち 12 人の子どもを無作為に選び、20 セッションこの治療を行い、残り 9 人の子どもは 12 週間の順番待ちとして対照条件に割り当てました。両条件の期間を一致させることが方法論的には望ましいですが、順番待ちは何も対処しない条件のため、倫理的に 12 週間を期限とする必要がありました。治療試験に参加した子どもたちは、初診時に場面緘黙の診断基準を満たし、向精神薬は服用していませんでした。95％の子どもたちはさらに、場面緘黙の子どもによく見られる社交恐怖の診断基準も満たしていました。子どもの CBT に習熟している博士課程の心理学専攻の学生が、綿密なスーパービジョンの下で治療を行いました。学校で話せない状態に対処するために、治療は学校を基盤とした練習課題に焦点が当てられました。子どもたちがこれらの課題を達成する機会を確保できるように、この治療試験に参加する子どもたちは全員、日頃から週に 5 日は学校に出席していて、夏休みの間は少なくとも週に 3 日は、同年齢の子どもとデイキャンプや構造化されたグループ活動に参加していることが条件とされました。

　子どもの治療状況を知らない独立した評価者が、割り当てられた

第1章　セラピストのための基礎知識

条件が終了した後に（治療群は 24 週、順番待ち群は 12 週）、不安障害面接基準（Anxiety Disorder Interview Schedule; Silverman & Albano, 1996）を用いて、子どもの評価を行いました。その結果、治療群では、治療終了時に 8 人（67%）の子どもが場面緘黙の基準に当てはまりませんでした。一方、順番待ち群の子どもは全員、順番待ち期間終了時に場面緘黙の基準に当てはまりました。治療群と順番待ち群を比較すると、治療効果は明白でした（χ^2（1, $N = 21$）= 9.70, p = .002）。独立評価者による CGI-I スコアから検証しても高い治療効果が示され、治療群に無作為に選ばれた子どもの 75% は CGI-I スコアが 2 か 1（少なくとも「中等度の改善」）であったのに対し、順番待ち群の子どもでこの改善基準に達したと評価された子どもはひとりもいませんでした。カイ二乗分析では、CGI-I スコアの差は有意でした（χ^2（1, $N = 21$）= 11.81, $p < .001$）。

場面緘黙のモデルと行動的治療法

　行動論の立場からの場面緘黙の概念化（図1.1 参照）及びそこから導き出される治療モデルでは、不安が高まるトリガーとして、特定の場面において発話が期待されることに焦点を当てています。不安が高まると、不安を軽減させるために話すことを回避します。発話の回避は、話すことが期待されることによって生じた不安が軽減されることによって、負の強化を受けます。例えば、場面緘黙の子どもは教師に質問されると不安になるかもしれません。場面緘黙の子どもの不安は、教師とクラスメイトがその子の答えを待ったり、その子が何とか答えようとした時に高まります。不安は場面緘黙の子どもが質問に答えることを回避する原因になり、回避することで不安が軽減すると考えられます。その際、不安の軽減は回避反応を強化し、こうして症状パターンが強化されていきます。

　行動的治療法で用いられるエクスポージャーは、場面緘黙の子ど

9

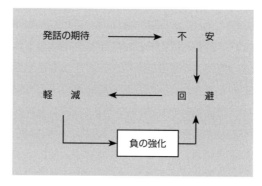

図1.1　行動論の立場からの場面緘黙の概念化

を発話が期待される場面に徐々にさらしていくことから構成されます。エクスポージャーは、場面緘黙の子どもの回避反応パターンを阻止し、一方で発話能力を促進します。プログラムが上手くいくためには、子どもが耐えられるほど十分に容易で、脅威を感じない課題から始めるという原則に基づいて行うことが重要です。子どもが発話や発話に近い行動を回避せずに、プログラム初期の「容易な」エクスポージャーを上手く達成できると、負の強化サイクルを断ち切ることができ、その代わりに望ましい行動（発話）が正の強化を受けます。このようにして、話すことが期待される場面を子どもに提示し、その難度を徐々に上げるプロセスを始めます。

この治療プログラムのリスクと利点

　場面緘黙に行動的治療法を適用することによる悪影響は認められていません。しかし、エクスポージャーの練習課題を行うことにより、一時的に不安が高まるため、子どもたちはしばしば苦痛を感じるかもしれません。苦痛を感じることは珍しくありませんが、通常は一時的なものです。負担がより少なく苦痛にならないように練習課題を修正

第1章　セラピストのための基礎知識

するか、あるいは元々の練習課題をやり遂げさせるかの決定には、臨床的な判断力が必要です。同時に、親はこの点に関していくつかのトレーニングを受ける必要があります。親のなかには、治療に時間がかかっている状況を見て、エクスポージャーによる治療は難しいと判断してしまい、あまり時間がかからない薬物療法を選ぼうとする人がいるかもしれません。逆に、場面緘黙の治療を受ける子どもたちは一般に年齢が低いので、向精神薬の使用を敬遠する親もいます。

他の治療法

　先に述べたように、この領域における様々な心理社会的治療法については十分な実証的検証がされていないにもかかわらず、行動的介入は場面緘黙に対する効果的な治療法として最も広く認められています。かつては、遊戯療法、芸術療法、言語療法などの介入が、場面緘黙の治療として適用される傾向がありました。これらの治療効果が発表された時、診断手続き、治療方法、標準化された評価方法などの情報は、その治療の利点を評価できるほど十分ではありませんでした。最近では、集団で行動的治療法を実施する試みもなされており、効果があるようです（例えば、Sharkey, McNicholas, Barry, Begley, & Ahearn, 2008）。薬物療法の役割については、次の節で述べます。

薬物療法の役割

　場面緘黙の治療のために服薬している子どもたちを、この治療プログラムから除外する理由は何もありません。さらに、治療と並行して服薬している場合でも、治療アプローチを修正する必要はありません。もし、以前に場面緘黙の症状があった子どもが服薬していて、現時点で症状がない場合でも、服薬をやめて症状が再発した場合には本治療

を開始することができます。現時点で、薬物療法と本治療プログラムを比較検証した研究はありません。

Carlsonら（2008）は、場面緘黙の薬物療法に関する21の研究をレビューし、ほとんどの研究で重大な方法論的限界があることを述べています。例えば、取り上げた研究の81％が事例研究であり、変化の評価に標準化された方法が使用されたのはひとつだけでした（Wright, Cuccaro, Leonhaedt, Kendall, & Anderson, 1995）。フルオキセチンを使用した薬物臨床試験が1990年代に2件あります。ひとつは、プラセボ対照二重盲検比較試験で（Black & Uhde, 1994）、もうひとつは非盲検試験でした（Dummit etal., 1996）。これらの結果はまちまちでしたが、場面緘黙の治療に選択的セロトニン再取り込み阻害薬（SSRI）の使用を支持するものでした。このことは、若年齢の社交不安の治療としてSSRIを用いることは実証的にも広く支持されていることを考えると、特に驚くことではありません（例えば、The Research Unit on Pediatric Psychopharmacology Anxiety Study Group, 2001）。最近では、Manassis & Tannock（2008）はSSRIの薬物治療を受けた場面緘黙の子どものフォローアップデータを検証し、介入後6カ月から8カ月の間に症状の顕著な改善が見られたことを明らかにしました。

治療プログラムの概要

治療プロトコルは各セッション60分、計20セッションで構成され、24週間行います。初めの18セッションは毎週行いますが、般化場面を増やし、主体性の移行とスムーズな終結を促すために、最後の2セッションは中2週あけて行います。場面緘黙の症状はしばしば学校に関連しており、子どもが困難を感じている環境で安心して発話練習ができ、発話が増えるように、本治療は学期中に実施することが望ましいです。もし、家族が夏休み中に治療を受けに来た場合は、子どもは構造化されたプログラム（例えば、デイキャンプ〔訳注：長期夏季休暇中

第1章　セラピストのための基礎知識

の昼間にスポーツやアウトドア活動を行う〕）に毎日参加し、可能であれば、通っている学校で開催されるデイキャンプに参加することが求められます。

統合的行動治療法

　このアプローチは、子どもが発話困難な場面において、適切な発話行動を徐々に増やすことを標的に、多くの標準的な行動的介入を利用します。不安が生じる場面（すなわち、発話が要求される場面）で、発話を回避しないで何とか話すことができると、不安が生じる場面で話すことに慣れていき、話した時には正の強化を受けます。この治療法を統合的と言うのは、臨床家からのインプットと親や教師（話せないことによる影響を受ける他の人も含む）からのインプットを統合することを目標にしているからです。同時に、これらの人たちはエクスポージャー課題を計画し、実行するために治療チームを作ります。

階層表／会話はしご

　治療の最初の段階で、治療チーム（子どもも含む）は、子どもが話すことに困難がある場面や状況のリストを作成します。子どもは助けを得ながら、これらの場面（その場面で話しかけてくる人も含む）について、話すことがどのくらい困難かという観点から「点数化」し、そして、点数に基づいて発話課題を行う順番を決めます。初回の治療が上手くいき、徐々に慣れていくように、課題場面は段階的な方法（「最も簡単なもの」を最初に）で配置します。もしエクスポージャーが予想よりも難しく、子どもの負担が大きい（例えば、泣いてしまう）場合は、もっと簡単なエクスポージャーに代えたり、難度を下げるように修正します。初めのうちは、課題をクリニック場面（必要に応じてシミュレーションして）で行い、それから徐々に、学校を基盤としたエクスポージャーに移行します。一般に、学校は場面緘黙の子どもの発話機能が損なわれる場所であり、難度の最も高いものは学校を基盤としたエクスポージャー課題です。

13

多くの場合、階層表を作成することの最も重要な意義は、セラピストがエクスポージャー課題をまず最初にどこから始めるかの判断を助けることです。治療が進むと、最初の階層表の点数はすぐに子どもの状態に合わなくなるかもしれません。セラピストは家族と一緒に階層表の項目の点数をつけ直してもよいでしょうし、点数にあまりこだわらず、その項目の元々の順序に基づいて進めていくこともできます。一般に、階層表はエクスポージャーのひな型やガイドとしての役割を果たすもので、必ず従わなければならないという厳格なものではありません。また、低年齢の子どもが発話困難なものとそうでないものを順位づけする際、それほど正確ではない場合があることにも注意すべきです。

エクスポージャー課題

エクスポージャー課題では、刺激フェイディング法、シェイピング、系統的脱感作法といった伝統的な行動的技法に基づき、徐々に発話場面にさらしていきます。これらの技法は通常、子どもが治療に参加することよっておもちゃやお出かけなどの特典を得る行動的ご褒美システムと組み合わせるなど、柔軟に使用します。子どもにある行動をすると特定のご褒美が与えられることを知らせたら、それを厳密に実行することが最も重要です。子どもが課されたことをした時だけ、約束のものが手に入るようにすべきです。時には、治療には録音テープや、可能であればビデオや（例えば、Lang, Regester, Mulloy, Rispoli, & Botout, 2011）、コンピューターによる双方向的ソフトウェア（例えば、the Dr. Speech program; http://www.drspeech.co./index.html）を用いたセルフモデリングというような、ユニークな行動的介入が含まれる場合もあります。

エクスポージャー課題の計画を立てることは、本治療の最も重要な柱です。豊富なスキル、創造性、創意工夫が一人ひとりに個別化した治療プロセスには必要です。そのため、このマニュアルでは個々の具体的なエクスポージャー課題について、セッションごとに説明する

ことはしません。その代わり、エクスポージャーの具体例のリストを付録Aにまとめておきました。このリストは決して完全というわけではありません。子どもやセラピストの数と同じくらいのエクスポージャー課題があります。一般に、様々な場面や様々な階層レベルにおいて、上手くいったエクスポージャー課題や特定の技法または介入を繰り返すという原理に従います。例えば、子どもが親とハングマンゲーム〔訳注：2人で遊ぶ言葉遊び。1人がある言葉を選び、もう1人が一度に1文字ずつ答えてその言葉を当てていく〕で遊んでいる間に、セラピストがゆっくり部屋に入り、やがてそのゲームに参加した時に、子どもが初めてセラピストと話せたら、次は子どもが親とハングマンゲームをしている時に、担任にゆっくり入ってもらい、ゲームに参加してもらいます。可能な場合は、自然にご褒美が得られるエクスポージャー場面を使うべきです。例えば、アイスクリーム屋さんでアイスクリームを注文することです（アイスクリームがご褒美になります）。家庭でのエクスポージャー課題では、子どもの実生活で起きていることを把握し、それらの出来事を治療に使うことが重要です（例えば、いとこが来ている時に、いとことゲスフーゲーム〔訳注：対話形式の人物当てカードゲーム〕をする）。

　セッション中にエクスポージャーする機会は、治療施設の周辺にもあるかもしれません。親の許可とその子どもが治療を受けているという周囲の理解が得られれば、周辺にあるオフィスビルにいる人（例えば、ドアマンや初めて会う人など）を利用することは大変役立ちます。

親の参加

　親の積極的な参加は、低年齢の場面緘黙の子どもの治療を成功させる上で、絶対不可欠な要素です。親はエクスポージャー課題の評価と、今後の課題の計画を立てたり、その説明を受けるために、ほぼ毎回セッションに参加します。セッション中の参加の程度は、子ども一人ひとりの症状と治療段階によって異なります。セッション以外では、エクスポージャー課題の計画や実行の責任のほとんどが親にあります。特に、親は、友達と遊ぶ約束を調整したり、担任に対してエクスポー

ジャーする予定を組んだり、子どもにレストランで注文する機会を与えたりするなど、治療に関連する活動に対して責任を持ちます。最後に、親は様々な場面における子どもの行動についての有益な情報提供者でもあります。治療の初めには、親は行動的技法や治療プロトコルに関する情報だけでなく、場面緘黙に関する心理教育も受けます。

教師の参加

　同様に、学校は最も場面緘黙の症状が現れる場面であり、教師の参加は本質的に絶対不可欠な要素です。したがって、セラピストは教室での子どもの発話パターンをよく理解するために、担任からの情報を必要とします。この情報は教室での発話課題を立案するのに役立ちます。さらに、担任は週単位で、短い発話課題に参加することが求められます。これらは通常、週に10分から20分程度のもので、セラピストがセッション時に作成した宿題用紙やノートによって、親が担任に伝えます。担任は一般に、子どもに簡単な課題やその後組み入れられた課題をするようプロンプトしたり、促したりする必要があります。最初に、セラピストは事前に情報交換するために、少なくとも担任の先生と電話で話しておくべきです。

主体性の移行

　関係者全員からの情報は常に必要で、治療の初期段階では、セラピストが治療のほとんどの側面、特にエクスポージャー課題を決める主たる責任を担います。責任あるいは「主体性（control）」を徐々に両親や担任、そして可能な範囲で子どもにも移行していく、というのがこの治療の基本原理のひとつです。両親や担任への主体性の移行は、治療全体を通して不可欠な構成要素ですが、それは正規の治療が終わりに近づくと特に重要になります。介入に対する両親と担任の責任を増やすことで、治療原理の習得や治療の継続的な実施が促進されるでしょう。この主体性の移行は本質的なものです。場面緘黙の子どもは

第1章 セラピストのための基礎知識

20 セッション目までに著しい改善を示す可能性が高いですが、いくつかの特定の場面で発話が抑制されることもあるため、両親や担任が計画する追加的なエクスポージャー課題が役に立つ場合があります。

最後の 2、3 セッションで、両親とセラピストのそれぞれの役割を交代するようにすべきです。つまり、セラピストが治療プロセスを主導する代わりに、両親がセラピストのスーパーバイズを受けながら、子どもの治療を主導します。両親は発話課題や（必要であれば）修正課題、目標設定、行動的ご褒美システムなどを立案し、実施する主たる責任を担います。セラピストはこれらの課題の実施に対してフィードバックを与え、両親のスキルを形成します。私たちのこれまでの経験では、親はこれらの責任を十分に果たすことができ、ほとんどの人が治療の終わり頃には、このプロセスにおける重要な役割を自然な形で担えるようになります。

同様に、主体性の移行が担任の先生になされることもあります。というのは、担任は教室での介入については、治療チームの中で最も知識があるからです。先に説明したように、治療が進行するに従い、担任の責任が増します。最後の 2、3 セッションでは、担任自身で学校を基盤とした介入を行い、セラピストはそれに対してフィードバックや指導を行います。

宿　題

ほとんどの週で、子どもは自分に合った発話練習の宿題が与えられます。これらの宿題は、事前に（子ども、両親、セラピスト、担任からの情報に基づいて）作成した階層表に従い、あるいは、単純に最初に行った課題後の子どもの進捗状況に基づいて、段階的に進めていきます。学校の内と外両方の宿題用紙をセラピストが作成し、毎週家庭に持ち帰り、次の週に返却されます。学校に関する宿題は、両親が担任とやり取りするノートや用紙に書き込まれます。全ての宿題用紙は次の週に子どもと家族と一緒に振り返ります。治療期間中はセラピストが宿題用紙を保管しますが、治療終了後は家族が保管します。これ

17

らの用紙は、後で症状が再発した時に見直すのに役立ちます。

　付録Cは必要な時にコピーして使える宿題用紙です。私たちはセラピストが3つのバインダーを作ることを勧めています。ひとつは、親と教師でやりとりする宿題用紙を保管するものです。2つ目は、子どもと親のためのもので、宿題と他の資料を保管します。3つ目は、記入済みの宿題用紙を保管するためのもので、セラピストが管理します。形式ばったものでなくシンプルなリングノートをセラピスト、親、教師で共有し、コミュニケーションを図ることもできます。

　用紙に関しては、このマニュアルで紹介するものはたくさんありますが、治療を効果的なものにしようとして、全ての用紙を使用する必要はありません。子どもと家族のニーズに合わせ、どの用紙を使用するかを決めます。

第2章 治療開始前のアセスメントと心理教育（親セッション）

準備するもの

- 場面緘黙質問票
- 学校発話質問票
- セラピストが必要に応じて行う追加のアセスメント尺度（例えば、子どもの行動チェックリスト（CBCL, Child Behavior Checklist）、アイバーグ子どもの行動評価尺度（Eyberg Child Behavior Inventory, ECBI）、児童用社交不安尺度（Social Anxiety Scale for Children）など）
- （校長と担任宛の）治療協力依頼書
- （追加の）教育用資料
- 週間宿題用紙
- 宿題用バインダーまたはノート

概 要

- 発話行動の詳細なアセスメント情報の収集と検討
- 必要に応じて、社交不安症状に関する追加情報の収集
- 場面緘黙という状態に関する情報提供
- 回避のサイクルに関する情報提供
- 治療プログラムに関する情報提供
- 宿題
- 発話行動に関する担任からの情報収集

19

発話行動のアセスメント

　この時点で子どもが場面緘黙の診断をすでに受けている場合でも、治療を始める前に、発話に関する詳細な情報を収集する必要があります。特に、子どもが誰と、どこで、どのような状況で話すのか正確に知る必要があります。これら全ての変数は、治療プロセス、特に、治療における階層表の開始点を決めるための情報として役立ちます。また、子どもの声の大きさや質も重要な情報です。このような追加情報を収集するために、場面緘黙質問票（付録Ｂを参照）による評価を実施し、親と一緒に検討して、次のような質問をするとよいでしょう。

■ あなたのお子さんは誰と気楽に、また自分から話していますか？
■ もしあなたのお子さんが今の担任と話さないのであれば、今までに教師と話したことはありますか？　もし話したことがあれば、どの教師と、どのような状況で話しましたか？　お子さんが話せる教師には、何か共通点がありますか？
■ あなたのお子さんは学校でクラスメイトと話しますか？　どのクラスメイトとも話せますか？　学校以外の友達とも話せますか？　構造化された場面（例えば、ダンス、空手、スポーツチーム）ですか？構造化されていない場面（例えば、校庭や公園などの遊び場、友達と約束して遊ぶ時）ではどうですか？
■ あなたのお子さんは友達と校庭だけでなく教室でも話しますか？
■ お子さんが学校の外で話すことができても、学校では話すことができない友達はいますか？
■ あなたのお子さんは公共の場（例えば、店内）で、お子さんに注意を向ける人がいない時、あなたと話しますか？
■ あなたのお子さんは見ず知らずの人と話しますか（例えば、「何歳ですか？」という質問に答えたり、レストランで料理を注文する）？
■ あなたのお子さんがやむを得ず話す時、あなたはお子さんの声をどのように表現するでしょうか（例えば、大声、小声、ささやき声）？

常に不自然な声を使っていますか？

　子どもに話させるために両親がこれまでどんなことをしてきたか、またそれに対して子どもはどのような反応を示したかについても知る必要があるでしょう。子ども自身が話すことについてどう思っているかを、親が知っているかどうかを尋ねてみましょう（例えば、あなたはこれまでお子さんに、なぜ話さないのか聞いたことはありますか？　お子さんは何と答えましたか？）。

社交不安のアセスメント

　ほとんどの場面緘黙の子どもは、社交不安のために話せない場合が多いことを考えると、社交不安症状の評価が必要です。子どもが不安そうに見えるかどうか、また、発話が求められない社会的な活動にも参加したがらないかどうか聞いてください。例えば、以下のようなことです。

- 自分の誕生日パーティーでろうそくを吹き消しますか？
- グループでの新しい活動（例えば、ダンス、ボーリング、スポーツ）に参加しますか？
- 他の子どもの誕生日パーティーに参加しますか？（例えば、ピニャータ割りをする〔訳注：中にお菓子やおもちゃなどを詰めた紙製のくす玉人形を棒などで叩き、人形が割れて出てきたお菓子を取り合うゲーム〕）。
- 学校では話さなくても、いろいろな活動に参加していますか？
- 言葉によるコミュニケーションが難しい時に、簡単な非言語コミュニケーション（例えば、うなずき、指さし）を使っていますか？

　子どもの現在の状態が社交不安によるものか、それとも場面緘黙そのものによるものか、親と検討してください（例えば、上記のような

発話を必要としない状況での不安は、お子さんにとって重大な問題を生じさせていますか？　あるいは、子どもがやりたいことやすべきことを妨げていますか？）。もし、子どもが発話が求められる社会的場面と発話が求められない社会的場面の両方で不安があれば、最善の治療効果を得るためには、治療は発話の必要性があるかどうかには関係なく、まずは安心感を高め、様々な社会活動に参加できるようになることを目的にすべきです。

●セラピストへの注意事項

　場面緘黙の子どもは、発話が期待される状況でも不安を示さないことがよくあります。というのも、場面緘黙の子どもは、とても上手に言葉でのやりとりを回避するので、そうした状況になっても、不安を感じなくなるのです。場面緘黙の子どもは、不安が生じる状況では発話することをやめてしまったのです。つまり、発話を上手に回避してきた結果、発話が期待される状況で、もはや不安は生じないのです。発話に関する不安の重圧も感じなければ、もはや答えようかどうかを考えることもしません。水泳が怖い人を例にすると、イメージしやすいかもしれません。水泳が怖い人が、プールの脇で長椅子に服を着て座っている時には、不安は生じないでしょう。一方、水泳が怖い人がプールのへりで、足を水につけていたら、とても不安になるでしょう。このことは、とても重要です。場面緘黙の子どもが発話が期待される状況でも不安を示さないことから、両親や周囲の人は、その子どもの症状は不安とは無関係だと誤解してしまうかもしれません。

場面緘黙の現象学

　まず、この障害についての現時点における両親の態度や知識を明らかにします。言葉によるコミュニケーションが上手くできないことの原因と、それが続いていることに対する誤解を正します。

第2章　治療開始前のアセスメントと心理教育

よくある誤解

　　よくある誤解は、過去の文献情報に基づいていることがよくあり、病因論に関しては、現在では立証されていない見解も含まれています。

- 場面緘黙は、不安定な家族力動に関連していて、特に母子関係と関連している。
- 場面緘黙は、過去や現在のトラウマに関連している。
- 場面緘黙は、自閉症やその他の重度の発達障害に関連している。
- 場面緘黙は、ただ単に「権力闘争」に勝つために発話を拒否している子どもに生じる。

親の罪悪感

　　子どもが話せないことに責任を感じている親がいても不思議ではありません。親は子どもの緘黙行動の原因ではなく、子どもが困難な状況を克服する助けになることを、両親に説明することが大切です。親は、子どもの障害を家庭環境のせいだと考えるかもしれません（「この障害は、仕事に復帰したこと、離婚、健康状態、新しい子どもを作ると決めたことなどに関係しているのだろうか？」）。家庭環境、教育に関する決定、生まれた順番などは、場面緘黙の発症と一貫した関係がないことを両親に伝えることが大切です。

場面緘黙の本質

　　次に、以下のような伝え方を参考に、場面緘黙の本質に関する情報を与えてください。

　　場面緘黙は、一般に社交不安障害と考えられています。子どもの不安は発話の抑制だけに見られることもあれば、様々な状況で見られる場合もあります。場面緘黙の子どもはたいてい、他の人たちのなかでは「恥ずかしがり屋」に見えますが、恥ずかしがりが常に場面緘黙の構成要素というわけではありません。また、場面緘黙の子どものなかには、発話の機会を回避することがとても上手で、不安そう

23

に見えない子もいます。

発話や言語の問題

　発話や言語の問題は、普通に話をする子どもよりも、場面緘黙の子どもではよく見られますので、この問題について簡単に親に説明しましょう。残念ながら、場面緘黙の子どもの発話や言語の問題の本質や、これらの問題が発話ができないこととどのように関連しているのかについては、ほとんどわかっていません。もし、親が発話や言語の問題の併存を心配していたり、あなたが発話や言語の異常に気づいた場合は、評価のために言語聴覚士に照会してください。場面緘黙の子どもの発話や言語を評価することはとても難しいことなので、親は場面緘黙に詳しい言語聴覚士を見つけるためにアドバイスを受けるとよいでしょう。アメリカ音声言語聴覚協会（The American Speech-Language-Hearing Association；www.asha.org）は、紹介を受ける際に有益な情報源になるでしょう。

　また、もし重度の発音の問題（例えば、吃音）がある場合、行動的治療法を始める前に、子どもの発話が理解できるものかどうかを確かめる必要があります。可能なら、子どもが話しているところを両親に録画してもらい、確かめてください。重度の発音の問題を考慮しないで治療を進めた場合、その子が話し始めた時に、何を言っているのか周囲の子どもたちが理解できず、からかいの対象になる可能性があり、まず子どもの発話が理解できることが重要です。からかいなどの反応があると、子どもの不安は悪化します。重度の発音の問題がある場合は、発音の問題の改善を場面緘黙の治療に先立って行うべきです。重度の言語やコミュニケーションの障害がある場合は、それが場面緘黙の原因ではないことをはっきりさせるべきです。実際に場面緘黙の診断は、上記のような障害を明確にしないまま行うことはできません。

第2章　治療開始前のアセスメントと心理教育

回避について

　回避が強化されてきたことについても説明しましょう。場面緘黙の子どもは、困難な状況で話さないことで、どのように不安から逃れるのかを親に説明しましょう（つまり、発話を上手に回避することで不安が軽減し、回避は子どもに安心感を与え、その結果、強化されるのです）。回避がこの障害のサイクルの主要な部分であることを、親が理解することが重要です。次のような説明の仕方をするとよいでしょう。

　子どもが発話や発話に伴う不安を回避することができた時、発話しないことは子どもの「利益」になります。別の言い方をすると、場面緘黙の症状は、子どもが不快な状況（発話）から逃れることができた時に強化され、次の機会に話す可能性をより低くします。この治療は、徐々に話せるように子どもに働きかけることによって、回避のサイクルを断ち切ります。これは、回避をしないために、多くの場合、初めは少し不安が生じることを意味しています。

治療プログラムの概要

　治療の要素、構造、目標について、以下のように親に説明しましょう。また、治療が上手くいくために必要とされる、両親と教師の協力についても説明しましょう。

治療の要素

　治療には以下の３つの主な要素があります。それぞれの詳細については、後のセッションでも取り上げます。

１．段階的エクスポージャー

　　上手く発話できる可能性のあるものを増やしていく方法で、子

25

どもは発話が求められる状況（セッション、地域生活、家庭、学校）に徐々にさらされます。最初は実際に話すのではなく、発話に向けた小さな「ステップ」を踏んでもよいでしょう（例えば、単語を言う、単音を言うなど）。

2．随伴性マネジメント

望ましい発話行動（や努力）に対して、系統的に強化子を提示するご褒美プログラムは、セラピスト、両親、担任の協力により行われます。

3．チームワーク

両親と担任と子どもの参加は、チームの取り組みの一部として徐々に増やしていきます。初めは、あなた（セラピスト）がリーダーになりますが、親にやり方を覚えるよう頼みましょう。しかし、治療が進むに従い、担任、両親、さらには子どもも、治療の実施に対する責任が少しずつ大きくなります。多くの場合、標準的な治療が終わった後もこの取り組みは行われ、また、全ての関係者がセラピストの指導がなくなった後も取り組みを続けることが大切で、担任と両親と子どもの治療の責任を増やしていくことが重要です。

構　　造

セッションの構造について説明しましょう。通常は、次の一般的な順序に従います。

1. 両親とセラピストと子どもは全員で、先週１週間の宿題を一緒に振り返ります。
2. セラピストと子どもで、エクスポージャー課題を行います。両親の参加の程度は、子どもの発話パターンや各セッションの必要性によって変わります。

第2章 治療開始前のアセスメントと心理教育

3. セッションの終わり頃に、両親とセラピストと子どもは全員で、次の週に行う新しいエクスポージャーの宿題を話し合うために集まります。可能であれば、エクスポージャーの宿題は、そのセッションでセラピストと達成できたエクスポージャー課題から行いましょう。

目　標

治療の一般的な目標について説明しましょう。

■ 言葉によるコミュニケーションの増加
■ 社会的行動や学業面での向上
■ 回避の減少
■ 発話に関する苦痛の軽減

　子どもの気質と予想される治療結果については、現実的な予測を与えてください（つまり、治療は内向的な子どもを外交的な子どもに変えようとしたり、それを期待するものではありません）。もし必要なら、このトピックについて両親と話し合いを重ねましょう。

親の参加

　この治療には親の極めて積極的な参加が必要で、特に、セッションとセッションの間に子どもに与える宿題に関与する必要があることを説明してください。宿題には、親戚（例えば、祖父母、おば、おじ）、初めて会う人、店員なども関係するかもしれません。宿題によっては、時間がかかったり、両親にとっては厄介に感じたりすることがあるかもしれません（例えば、子どもが困難な状況で話そうとしている時の静かな時間に耐えることや、遊びの約束を調整できるよう子どもの友達の親にお願いに行くこと）。担任の協力によって教室で行う宿題もありますが、両親はその宿題の詳細について担任と話し合い、宿題が確実に行われるよう積極的に関わる必要があります。通常、セッショ

27

ン中に両親と話し合う時間を設けますが、治療グループ全員の同意が得られれば、親が各セッションの前に1週間の概要をEメールで送ることは、セラピストが把握している情報を更新するのにとても役に立ちます。もし、このような追加的な話し合いが必要な場合、それを子どもに隠すべきではありません。セラピストの時間的な制約上、親がその週の出来事を記述したものを一方向的にセラピストに伝えるだけでもとても役立つこと、親は必ずしもセラピストからの返答を期待しなくてもよいことを説明してもかまいません。

教師の参加

　学校で話せないことが主要な問題なので、学校で子どもの発話を増やすことが治療の一番の目的であることを両親に説明しましょう。そのため、子どもの担任の先生に治療プログラムに積極的に参加してもらう必要があります。

●セラピストへの注意事項

　もし、子どもが学校で話している場合には（極めて珍しいことですが）、この部分を適切に修正してください。

　両親は担任の先生に治療における担任の役割を説明した手紙を送りますが、セラピストも治療プログラムや全般的なプロセスを説明し、教室で子どもがどのように発話を回避しているか明らかにするために、担任と直接面談することを勧めます。さらに、両親は、治療プログラムに時間やエネルギーを費やすことに対する担任の意志を確かめる必要があります。担任は、一般に週に1、2回、5分から10分、子どもと2人きりか、あるいは友達を含めて、治療プログラムの課題を行う役割を担います。これらは、他に子どもがいない始業前、授業の合間、放課後に行う必要があります。お互いの都合を考慮して、両親は担任とのコミュニケーションに別の方法（Eメール、面談）を提案することもできますが、書面によるコミュニケーションが好まれる傾向があ

第2章　治療開始前のアセスメントと心理教育

ります。このマニュアルには、コピーして使用できるエクスポージャー宿題用紙があります。それはセッション時に記入しますが、担任の先生への指示も含まれています。両親は、セラピストと担任の間の宿題用紙の受け渡しを行います（代わりに、リングノートに宿題を記入し、セラピストと両親と担任の間で回して使用することもできます）が、両親はただ宿題用紙を受け渡すだけの受け身の役割だけではありません。両親は学校で行うエクスポージャーの宿題を一つひとつ十分に理解し、宿題に関する担任への指示を説明したり、明確にしたりすることができる必要があります。両親はまた、学校における子どもの1週間の進捗状況（つまり、担任が子どもと宿題に取り組んだかどうか）のチェックを任せられます。担任の先生との連携協力は必要不可欠ですが、両親は担任に治療の責任を負うよう期待すべきではありません。

宿　題

　1週間の宿題は全て、付録Cにある週間宿題用紙に記入します。記入例として図2.1を参照してください。さらに、家庭や学校で実施するエクスポージャー課題の詳しいやり方を記入できるエクスポージャー宿題用紙は付録Cに載せてあり、必要に応じてコピーして使用することができます。このセッションの標準的な宿題には、次のことが含まれています。

- 場面緘黙に関する教育用資料について話し合いましょう（必要に応じて両親に渡します。配布資料は付録Bを参照）
- 必要に応じて、両親から治療協力依頼書（付録B参照）を子どもが通う学校の校長と担任に渡してもらいます。これらの依頼書は、口頭による話し合いのベースとして使用することもできます。担任に治療の実施可能性を確認するとともに、担任との連絡方法として最もよい方法（例えば、Eメール、電話）を決めてください。一般

29

週間宿題用紙

子どもの名前：___ダニエル___　セラピストの名前：___ナタリー___
セラピストの連絡先：___(297) 986-3431___
実施年月日：___2018 / 4 / 12___　→　第___1___セッション

宿題の説明

課題1：___ダニエルは今日のセッションについて、何かひとつ（または好きなことを）お母さんかお父さんに話すこと。___

課題2：___ダニエルは私に電話して、（今日のセッションについて）お母さんやお父さんに話したことと同じ内容のメッセージを残すこと。___

課題3：___ダニエルは学校の誰もいない教室で、お母さん（またはお父さん）とダニエルが話せる友だち1人、またはきょうだいのうち1人と時間を過ごすこと。「Go Fish〔訳注：より多くのペアを作るカードゲーム。自分の持ち手のカードがペアになるように、他のプレイヤーに自分が欲しいカードを持っているか尋ね、あればもらえる。ない場合は「Go fish」と相手に言われ、山札から1枚引く〕」と「Hot and Cold〔訳注：宝探しゲーム。鬼が隠した物の近くに来た時は、「Hot Hot Hot」と3回言い、遠ざかった時は、「Cold Cold Cold」と3回言う〕」で遊ぶこと。___

課題4：___ダニエルとお母さん（とお父さん）は、ご褒美検討用紙を使ってご褒美のリストを作り、次回のセッションに持ってくること。___

課題5：___ダニエルは次回のセッションに、家から好きなゲームを持ってくること。___

コメント：___ダニエルは家で、宿題を保管するバインダーに飾りつけをしてもかまいません。___

明確な指示が必要な場合はどんなことでも、セラピストにご連絡ください。

図 2.1　週間宿題用紙の記入例

に、最も効率的な E メールが推奨されます。

■ 学校での子どもの発話に関する追加情報を収集するために、学校発話質問票（付録 B 参照）を両親を通して担任に渡し、回答してもらうことも可能です。おそらく、セラピストは追加の質問をして、深く探っていく必要があると思いますが、担任に電話をかけて評価を行うとよいでしょう。

■ 両親には、学校でエクスポージャー宿題用紙を保管するバインダーを持って行ってもらいましょう。両親は、セラピストと担任の間でバインダーの受け渡しをします。先にも述べたように、エクスポージャーの宿題の記入に所定の用紙を使用する代わりにノートを使い、セラピストと両親と担任で回してもかまいません。

第3章　セッション1：治療への導入とラポート形成

準備するもの

- ■ ラポート形成のための活動に必要なもの
- ■ ご褒美検討用紙
- ■ 週間宿題用紙
- ■ エクスポージャー宿題用紙
- ■ 宿題用バインダーまたはノート

概　要

- ■ 子どもを温かく治療へ迎える
- ■ （必要であれば）治療室で子どもが安心して話せるようにする
- ■ 治療の目標と概要を伝える
- ■ ご褒美プログラムを伝える
- ■ 子どもとのラポート形成を図る
- ■ 宿題を出す

子どもを温かく治療へ迎える

　　子どもに会うのが初めてであれば（例えば、それ以前にアセスメントのために来た時に会っていなければ）、自己紹介したり、部屋の中を見せて回ったり、おもしろそうなおもちゃを見せたり、その部屋でこれから行う楽しいことについて話したりするなど、少し時間をかけ

33

て子どもを迎え入れることが大切です。この来談時に子どもは話すか
もしれませんし、話さないかもしれません。このセッションはどちら
の場合でも修正が可能な内容になっています。

治療室での子どもの安心感

　場所と人のどちらも発話に関連する行動の抑制に影響するため、治
療開始時には、治療室の中で子どもが安心して話せることが重要です。
子どもの安心感を高めるために、その子と両親だけを部屋に残すこと
も必要かもしれません。その際には次のような言葉かけをするとよい
でしょう。

　あなたがここにいても大丈夫だと感じられるように、お父さんとお母さんと一
緒にこの部屋で少しの間過ごしてください。できるだけこの部屋に慣れて欲しい
のです。この部屋にいても安心できる良い方法は、できるだけ大きな声で、でき
るだけたくさん声を出すことです。私は少し経ったら戻ってきますので、あなた
が本当に安心しているということを見せてください。部屋に戻る前にはノックし
て知らせます。

　おもちゃや活動を用意し、5分から10分、子どもと両親だけを部
屋に残します。おもちゃや活動の中の少なくともひとつは、声を出し
たりにぎやかに遊べるものが望ましいです。一定時間の後、ノックし
て再度入室します。

治療の理由と目標

　治療を受ける理由について、子ども自身が知っていることを話し合
います。治療のこの段階では、子どもはあなたに話さない可能性が高

第3章　セッション1

いため、質問のほとんどは両親に向けるようにします。質問は以下の
ようなものが考えられます。

- ご両親と○○ちゃんは、なぜここに来るのかということについて話
  し合いましたか？　その話し合いはどのような内容でしたか？
- ○○ちゃんは、ここに来ることについてどう感じているように見え
  ましたか？
- ○○ちゃんは、ここですることについて疑問や不安を抱いていまし
  たか？

　子どもに治療の目標と概要を伝えます。子どもの年齢によっては、
治療には話す練習が含まれていることや、両親や先生が助けてくれる
ことを説明します。次のように話すとよいでしょう。

　あなたは知らないかもしれませんが、家で話すことは大したことでなくても、
学校などで話すのは大変だと感じている子どもたちは他にもいます。私はこうい
う子どもたちにかかわってきましたが、その子たちは学校はもちろん、その他ど
こでも話すことができるようになると、もっと楽しく気楽に過ごせるようになる
と言っています。初めは大変かもしれませんが、私を知るにつれて、ほとんどの
子はここで話せるようになります（その子が治療の観点から話をしても問題ない
場合には、この文は修正します）。あなたがここや学校で話すことができるように
私は一緒に努力しますし、あなたの先生やお母さん、お父さんも応援します。私
たちは一緒に、最初は少し大変だと感じることにチャレンジしていくのですが、
あなたにとって大変すぎることは選ばないようにします。どんなことにチャレン
ジするかを決める時には協力してください。

●セラピストへの注意事項
　上記の会話で「大変」を強調したのは、著者はこの表現をそのまま用いること
を強く勧めているからです。子どもたちは話すことを怖がっていると言ってしま
いたくなりますが、多くの子どもたちは自分が進んで話さないことを恐怖のため

35

とは表現しないので、「大変」という言い方で、具体的にするよりも一般的であい
まいにする方が好ましいのです。

ご褒美プログラム

　　ご褒美プログラムは治療の重要な要素です。子どもに話す動機づけ
を与えるかもしれませんが、それ以上に大切なのは、子どもが話そう
と努力したことに対して正の強化を与えることです。ご褒美プログラ
ムは次のように導入するとよいでしょう。

　あなたは、ここや学校や他の場所で話すのに一生懸命努力することがあると思
いますが、このプログラムでは努力すると楽しいご褒美や賞品をもらえます。こ
れは大人が仕事を頑張ってお給料をもらうようなものです。今週はお家で、あな
たにとって良いごほうびとなるようなものを、お母さんとお父さんと一緒に考え
て、書いてきてください。小さいもの、中くらいのもの、大きいものをそれぞれ
考えてきてください。来週私たちはそれらについて話し合い、どのご褒美のため
に努力するかを決めましょう。

　　与えるご褒美の大きさは、どのくらいの努力が必要で、どのくらい
の時間がかかり、どのくらい難しいかによります。通常、大きなご
褒美を少ない頻度でもらうよりは、小さなご褒美を頻繁にもらう方が、
子どもにとってはよいものです。ご褒美の例としては、以下のような
ものが考えられます。

小さなご褒美：小さなおもちゃ（小さなぬいぐるみ、おもちゃの車な
　　ど）、アイスクリーム、寝る前のお話の追加、DVD のレンタル、
　　家族で食べる夕食の内容を選ぶ。
中くらいのご褒美：＄10 〜 15〔訳注：およそ 1,000 円〜 1,500 円〕のおもちゃ、
　　映画を見に出かける、特別な外食、友達とのお泊り会。

小さなご褒美	中くらいのご褒美	大きなご褒美
夕食で好物の料理を食べる	1日使って海辺（湖、街中、公園、ピクニック）に出かける	遊園地に行く
おやつ用にパンを焼く	本屋で新しい本を買う	EZオープン（子ども用簡易オープン）を買う
子どもが選んだゲームを親と一緒に45分する	昼か夜にお出かけをする（映画を観て食事をする）	キャンプに行く
親の携帯電話にアプリをダウンロードする	15ドルのアマゾン・ギフトカード	iPodを買う
レンタルビデオを借りる	家でサンデーという果物、シロップ、ナッツなどを載せたアイスクリームを食べる	

図 3.1　ご褒美検討用紙の記入例

大きなご褒美：遊園地、お絵かきやクラフトパーティー、大きなおもちゃ。

　両親はご褒美を選ぶ際に手伝ってください。また、必要であればそれらを保留にしてもかまいません。ご褒美のアイデアを家族で出し合うための用紙は付録Cにあります。図3.1は記入例ですので、参考にしてください。

ラポート形成

　子どもとラポートを形成するためには、子どもと一緒に遊ぶことが役立ちます。分離不安を示す極端な状況でない限り、下記に示す活動を子どもと2人だけで行います（両親不在で）。その子があなたと言葉でコミュニケーションができるようであれば、遊びの活動中、その子の家族や好きな活動について、簡単な二者択一の質問や「はい」「いいえ」で答えられる質問をして、子どものことを知るようにします。

37

●セラピストへの注意事項

　ラポートを形成している間に子どもが話さないのであれば、「はい」か「いいえ」で答える質問の方がよいでしょう。自由回答式の質問を繰り返して、答えが返ってこないと気まずくなります。その子は「はい」か「いいえ」で答える質問には、うなずくか首を振って答えるかもしれません。この治療段階での活動の目標はラポートの形成であり、発話を促す必要はありません。

推奨する遊び活動

　　　以下に示すのは推奨する遊び活動です。子どもの年齢に応じてそのまま取り入れたり別の遊びに代えたりしてください。

- しゃぼん玉を吹く（ヘアドライアーを持参し、しゃぼん玉を「飛んだまま」にする遊びができれば、とても楽しい）。
- 宿題用バインダーに一緒に飾りをつける。
- あまり多くのことを要求されない遊び活動：粘土、お絵かき、車のレース、パズル、カラーワンダーペイント〔訳注：専用の用紙に描いた時のみ発色する子ども用の画材〕、グリッターペイント〔訳注：ラメ入りのり〕、フィンガーペイントなど。
- 物やコインを隠し、隠されたものにどれだけ近づいているかを「近い」「遠い」と言ってヒントを出す。役割を交替し、コインを隠して「近い」「遠い」のヒントを出すよう、子どもにお願いする。これが難しすぎるようならば、子どもは手拍子や他の音を小さく、大きく鳴らしてあなたを導くこともできます。このゲームの延長として薦めるのは、そのセッションの終わりにお店やさんごっこをして、子どもが見つけたコインで欲しいご褒美を「買う」ようにさせることです。時間があって励まされればできるかもしれないと感じた時には、欲しいご褒美の値段を子どもに聞いてもよいでしょう。
- 袋の中に入っている複数の物を教え、目を閉じて順番に特定の物を取り出す（その子どもができそうだったら、何が袋に入っているか

第3章　セッション1

を教えず、子どもに物を触らせ、物の名前を声に出して言わせる）。

宿　　題

子どもと両親と一緒に宿題について話し合い、週間宿題用紙に課題
を書きます（付録Cをコピー）。

■ セッションでしたことからひとつ、あるいは楽しかったことを両親
に話す。
■ その子ができそうであれば、何が楽しかったか、あなたの留守番電
話にメッセージを残させます。難しければ、子どもが近くにいる状
態で、セッションの中で何が楽しかったと報告したかを、両親が留
守番電話のメッセージに残します。
■ 誰もいない教室で両親（可能であればきょうだいやその子が話せる
友達も）と遊びながら話させる。教室でその子が親（いるのであれ
ばきょうだいや友達も）と何をするかは、セッション中に話し合っ
て決めてください。そして、活動は発話を必要とするものにしてく
ださい。
■ ご褒美検討用紙（付録C参照）に、（両親と一緒に）ご褒美のリス
ト（小さいもの、中くらいのもの、大きいもの）を記入させる。
■ セッションで遊ぶために、家からゲームを持ってこさせる。
■ 宿題用バインダーやノートの飾りつけを完成させる（家に持ち帰っ
てできるようシールをあげてもよい）。

39

第4章　セッション2：
ラポート形成、ご褒美システム、感情チャート

準備するもの

- 記入済みのご褒美検討用紙
- ご褒美チャート
- 感情チャート
- 場面評定用紙
- 会話はしご
- 遊びの約束用紙
- クラスメイトリスト
- 週間宿題用紙
- 宿題用バインダーまたはノート

概　　要

- 新しい発話行動を含め、先週の出来事を全体的に振り返る
- 宿題を振り返り、必要であればできなかったことについて話し合う
- ご褒美システムを作る
- 感情チャートを導入し練習する
- 必要であれば治療室の中で子どもが両親と安心して話せるようにする
- 引き続きラポート形成を図る
- 会話はしごを導入する
- 友達との関わりについて話し始める
- 宿題を出す

41

先週の振り返り

次のようなことを含め、先週の出来事について振り返ります。

- 環境面での重要な出来事
- 家庭や学校、社会活動の中で起きた場面緘黙の症状とその影響
- 前回のセッション以降、子どもや家族がやってみてよかったことひとつ

この振り返りを行っている間はほとんど両親が話すかもしれませんが、セラピストのコメントは子どもと両親のどちらにも向けるべきですし、できれば子どもも話し合いに参加できるようにします。話さない子どもを参加させるためには、その子が嫌がらない限りアイコンタクトをしたり、時々会話のいくつかを子どもに向けて話したり、身振りで示したりします。そして（あたかもその子が部屋にいないかのように）第三者としてその子のことを話すようなことは避けます。治療の初期段階で子どもと両親と話す際や、子どもが話し合いに言葉で参加できない時は、いつもこのようなやり方をしてください。

宿題の振り返り

できたことの詳細も含め、課題の達成状況を確認します。子どもが指示通りに宿題をやってきた場合にはご褒美を与え（例えば、シール、言葉での賞賛）、両親に対しても同様に協力したことを褒めます。もし子どもが指示通りに宿題をやってこなかったら（例えば、話すことはできず、囁きになった）、その理由について話し合い、再度同じ課題を出します。

このセッション以降では、子どもや両親が宿題ができなかったことに対してがっかりしたり恥ずかしく思ったりしているような時には、

第4章　セッション2

必ず、できなかったことは本人の失敗ではなく、乗り越えるべき障害物である、と考えるようにします。そして、その時か次週の宿題を出す時に、どうすればその障害物を克服して、宿題を達成できるかについて話し合います。よくある障害物としては、課題に関する指示が理解できていなかったり、時間が足りなかったり、担任の協力が不十分だったり、あるいは単に忘れていた、などがあります。課題をよく理解していなかったために子どもが上手くできなかったと両親が報告した場合には、今後、課題の指示に関してわからないことがあればいつでも質問するように伝えます。あなたが説明した後で、その課題をどのように理解したかを（自分の言葉で）話してもらうのも良い方法です。子どもが課題をするのを忘れたり、そのための時間を作れなかったと両親が報告した場合には、課題をやり遂げられるように、1週間のスケジュールを一緒に作ります。担任と両親と子どものスケジュールを調整するのは難しいことですが、両親（とセラピスト）は担任にその子の課題に取り組む時間を作ってもらうよう、忍耐強く根気強く働きかける必要があります。できなかった課題は、次の週にもう一度行うようにします。

　課題が「難しすぎる」ためにできなかった場合には、その課題は次の時には（子どもと両親の情報を基に）修正しなければなりません。子どもと両親には、課題が難しすぎると感じたら、セッション中にそのことをあなたに伝えることも大切なことだということを話しておきます。

●セラピストへの注意事項

　もし両親が課題ができていなくても気にしていない場合には、セッション以外での努力もこの治療プログラムの重要な要素であること、そして、課題を達成していくことができなければ、このプログラムの効果が上がらないことを強調して伝えます。こうした話し合いの場は、何回か続けて課題ができなかった場合にのみ持ちます。

43

ご褒美システムの作成

　宿題として家族がご褒美検討用紙に記入したご褒美のリストを検討します。必要であれば他のご褒美を追加します。可能であれば、物ではなく、小さくて頻繁に与えられるご褒美に重点を置きます。その用紙に記入されたものが大きくて高価なものだけだったら、子どもがすぐにご褒美を得られるようなものを一緒に考えて追加します。子どもには、大きなご褒美は、難しいことを「たくさん、たくさん」行った後に与えられるものであることを説明します。

　子どもはどのようにしてご褒美を得ることができるかを、家族と一緒に決めます。ご褒美システムの重要性について話し合い、セッションで同意したご褒美だけを与えることを強調して伝えます。場合によっては、ラポートの形成を目的として、治療場面への積極的な参加や、セッション中に見られた何らかの努力を強化するために、いくつかの小さなご褒美をセッションの中で与えてもよいでしょう。ご褒美の獲得に関しては、以下のようなことが考えられます。

- シール10枚を貼る表がいっぱいになったら、中くらいのご褒美がもらえる。毎週宿題をやってきたら、毎週のセッションでシールがもらえる（そうすることで、シール自体が小さなご褒美となります）。
- もっと大きな表（例えば、シール20枚）を完成させると、大きなご褒美がもらえる。
- 各セッションで（セラピストから）小さなご褒美がもらえる他に、その子がセッションでより大きな強化を必要とする場合には、表が完成した時に追加のご褒美を与えるようなオプションも考えられます。

他のご褒美システムの中止

　両親が現在、他の行動（学校での行動、着替え、身なりの整え、お手伝い、きょうだいと仲良くする、など）に対して、家庭で何らかの

ご褒美システムを使っているかどうかについて調べる必要があります。使っている場合は、今は話すことに重点を置いていること、そしてそのことに子どもが努力を傾ける必要があることを理解できるようにするためにも、他のご褒美システムを中止するよう提案します。同時に複数のご褒美システムが行われると、小さな子どもはわけがわからず混乱します。今やっているご褒美システムを中止する前に、子どもがそのシステムの終了を罰のように受け取らないよう、両親はその子に小さなご褒美を与えるという選択も可能です。治療の後半では、両親と担任は自分の判断でご褒美を与えることが求められます。

●セラピストへの注意事項

　子どもが好きであれば、その子と一緒にご褒美チャートを作ったりそれに飾りをつけてもよいでしょう。下記の無料チャートも推薦できます。

■ Rocket Chart
（http://www.freeprintablebehaviorcharts.com/behavior% 20charts% 20single% 20pdf/Rocket% 20Chart% 20Line.pdf）
■ Flower Chart
（http://www.freeprintablebehaviorcharts.com/behavior% 20charts% 20single% 20pdf/Flower% 20Chart% 20Line.pdf）

感情チャート

　図4.1 の感情チャートを見てください。コピーして宿題用バインダーで使えるように付録Cにもあります。感情チャートを導入する際には、次のような説明をするとよいでしょう。

　私たちは、いろいろな出来事とそれに対してどう感じるかについて話しやすくするために、感情チャートを使います。感情チャートの絵は、あなたがその出来

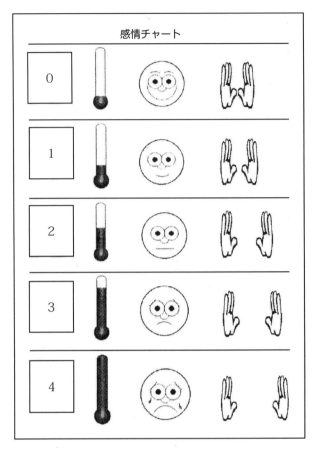

図4.1　感情チャート

事についてどのように感じているかを示すものです。どのくらい嬉しいか、良い気持ちなのか、どのくらい嫌だとか怖いと感じているのか。体調が悪くて熱がある時に体温計が上がるのと同じで、あなたが不快に感じているほど感情チャートの数字も大きくなります。感情温度計の絵の赤い部分が増えるほど、あなたが嫌だなと感じている程度が大きくなります。温度計や数字と一緒に顔もあります。何かに対してあまり嬉しくなかったり、いつもより嫌な感じがした時には、嬉し

くなさそうな顔を使います。感情チャートの手は、どのくらい嫌な気持ちを感じているか、そのことがどのくらい大変なのかを示しています。少ししか離れていない手は嫌な気持ちが全くないことを示し、その手が離れれば離れるほど嫌な気持ちが大きいことを示しています。では、あなたがアイスクリームを食べている時は、どのくらい大変で、どのくらい嫌だと感じているのかと聞かれたら何と答えますか？

　私たちは、いろいろな出来事についてそれがどのくらい簡単か難しいかの順位をつける時にも、感情チャートを使うかもしれません。

　セッションの中で、感情チャートを使う練習時間を少し設けます。また、家庭で何回かこれを使う練習をするよう両親に頼みます（正式な宿題として加えてもよいでしょう）。低年齢や発達に遅れのある子どもでは、評定法を使うことが難しかったり、自分勝手な方法や不正確な方法で用いたりすることがあります。この場合は、感情チャートの使用をやめるか、その子が感情の評定ができる方法に修正します。また、小さい子どもは「手」の評定は簡単にできる傾向にあります。

●セラピストへの注意事項

　ご褒美チャートの場合と同じく、やる気のある子どもには、あなたや両親が手伝って、既定のチャートではなく自分用の感情チャートを作ってもよいでしょう。

治療室での子どもの安心感

　セッション１と同様に、治療室で話すことに対する子どもの安心感を高める必要があるかもしれません。そうであれば、（あなたがいない状態で）治療室で子どもが両親とのみ話す時間を作ります。これは、あなたのオフィスで子どもが言葉でのコミュニケーションを行うことにもつながります。あなたは治療室を出る前に、５分後にノックして再び部屋に入ることを伝えておき、その通りにします。

会話はしご

説明：最も易しい場面をはしごの一番下に、最も難しい場面をはしごの一番上にして、取り組む場面の一覧を作ってください。

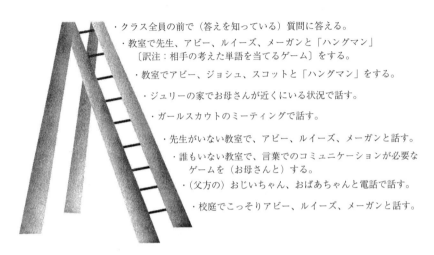

・クラス全員の前で（答えを知っている）質問に答える。
・教室で先生、アビー、ルイーズ、メーガンと「ハングマン」〔訳注：相手の考えた単語を当てるゲーム〕をする。
・教室でアビー、ジョシュ、スコットと「ハングマン」をする。
・ジュリーの家でお母さんが近くにいる状況で話す。
・ガールスカウトのミーティングで話す。
・先生がいない教室で、アビー、ルイーズ、メーガンと話す。
・誰もいない教室で、言葉でのコミュニケーションが必要なゲームを（お母さんと）する。
・（父方の）おじいちゃん、おばあちゃんと電話で話す。
・校庭でこっそりアビー、ルイーズ、メーガンと話す。

図4.2　会話はしごの記入例

ラポート形成

　引き続き子どもとのラポート形成に努めます。発話を必要としない活動を一緒に行います（粘土、おもちゃの車、お絵かき、積み木、パペット、テレビゲームなど）。その子が家からゲームを持ってきていたら、そのゲームをします。

　セッション1と同じく、分離不安が見られる極端な状況でない限り、あなたと2人きりで（両親不在で）これらの活動を行います。もし分離不安がまだ見られれば、両親に部屋に残ってもらってもよいですが、その場合には両親に書類を渡し、部屋の隅の椅子に座って記入するよう指示します。次回のセッションの前に、次回もその子があなたと2人きりになることに抵抗を示す場合には、電話をかけるために椅子か

```
場面評定用紙

説明：具体的な場面とそれがどのくらい難しいかを記入します。課題が負担にな
　　　らないように、発話を含まないとても簡単な場面も必要です。その他は発
　　　話が必要な場面にしてください。

簡単：
場面：　　朝、着替えをする
場面：　　両親と話す
場面：

中くらい：
場面：　　お母さんの仲の良い友達に小さな声で話す
場面：
場面：

大変：（難度8〜10）
場面：　　学校の校庭で話す
場面：　　先生と話す
場面：　　お母さんの仲の良い友達に普通の声で話す
```

図4.3　場面評定用紙の記入例

ら立ち上がって部屋を出るよう両親に話しておきます。

会話はしごの導入

　会話はしごを導入します（記入例は図4.2を参照）。これは治療の間、
子どもがチャレンジしていく場面を示した階層表です。はしごの下に
ある場面は比較的簡単で、はしごの真ん中にあるのは難度が中くらい、
そして上にある場面は最も難しいものになっていることを説明します。
階層表を作成する準備として、家族で「簡単」「中くらい」「大変」な
場面のリストを書いてくる宿題を出します。これらの場面には発話を
含むものもあるかもしれませんが、会話はしごに記載するものより具

体的ではないかもしれません。セッションではこのリストから始めるとよいです。このリストを作るのに役立つよう、場面評定用紙が付録Cにあります（記入例は図4.3を参照）。

友達と話す

　場面緘黙の子どもは友達と話すことにも問題を抱えていることが多いです。治療の過程ではかなりの程度、友達との会話を増やすことに重点を置きます。そのため、両親はまず、子どもの友達、及びその子たちと話す時の安心感の程度に関する情報を提供する必要があります。両親が子どものクラスメイトの名前を知っているか、あるいはクラスメイトの名前を知る手がかりがあるかを確認します。これが難しければ、両親が問題解決できるように手助けします（例えば、担任や学校の管理職と話し合う）。友達とのコミュニケーションの増加を重視することには、学校で友達と話すことも含まれますが、（初期段階ではよく）子ども自身の家で友達と話せるようにします。ですから、そのためには両親ができるだけ頻繁に繰り返し友達を家に招いて遊ばせることが必要になります。学校で友達と話すことに困難を示さない子どもでは、この部分は治療に含みません。

●セラピストへの注意事項

　場面緘黙の子どもに治療を行っているセラピスト同士がセッションを合同して行うことも、子どもたちが一緒に練習できるよい機会となるかもしれません。仮にその子たちのどちらかに全般性社交恐怖があったとしても、これは上手くいく可能性があります。

遊びの約束

　この週の宿題には、子どもが現時点で日頃から話しているわけではないが、話そうとしたら「簡単」と評定したクラスメイトを、遊び

の約束に誘うことも含みます。その子が評定することが難しそうであれば、両親が知っている範囲で決めてもらうか、その子が最も気楽なように見える友達は誰かを両親から担任に聞いてもらいます（例えば、遊んでいる時）。もし子どもがまだ友達と話せない場合には、遊び友達の前で両親に向かって話すような機会を作ります（例えば、両親が子どもに「おやつにはりんごジュースと牛乳のどっちがいい？」というような易しい二者択一の質問をします）。遊びの際の子どもの行動（その子が言葉でのコミュニケーションを用いたかどうかも含め）を報告できるように、遊びの約束用紙（付録C参照）を用いて観察したことを記録するよう両親に依頼します。遊びの際の親の役割についても話し合いますが、双方の子どもが自発的に遊ぶようになったかどうかを簡単に観察してもらいます。もし遊べない場合には親が間に入って、楽しくて夢中になるような遊びを作る必要があります（例えば、お菓子やパンを焼く、手作り「スライム」や小麦粘土作り、ブロックやレゴ遊び、パズルを一緒にする）。テレビやテレビゲームは避けた方がよいでしょう。子どもたちが一緒に遊ぶのが難しい時は、決まりがなく想像で行う遊びも上手くいかない可能性が高いです。必要であれば、親は子どもたちの遊びに入りますが、できるだけ補助的な位置を保ち、子どもたちがお互いに関われるようになったら遊びから抜けるようにします。一般に、遊び友達の親が直接遊び場面に関わることは、特に遠慮してもらった方がよいです（子どもたちが小さければ、遊び友達の両親あるいはどちらかが、その遊び場面に一緒にいる可能性が高いです）。

宿　題

　宿題について両親と子どもと一緒に話し合い、週間宿題用紙（付録Cをコピー）に課題を記入します。

- 場面評定用紙（付録Cをコピー）に、「簡単」「中くらい」「大変」の階層別の状況リスト（理想的には、発話を含むものと、縄跳びのように発話を含まないものがある方がよい）を、子どもと両親で一緒に記入させます。あなたは次回のセッションでそれらの状況を子どもと両親と一緒に振り返り、会話はしごを作成する際の基準にします。
- 子どものクラスメイトのリストを親に持参してもらいます（付録Cにあるクラスメイトリスト用紙を参照）。
- 子どもが普段はあまり話さなくても、一緒に遊んだり話しかけたりするのは「簡単」と評定したクラスメイトと、「お家で」の遊びの約束をすることを課題にします。この初期の課題では発話を重視してはいけません。子どもの行動（話し言葉とそれ以外のもの）に関して報告できるよう、約束して遊んだ場面のほとんどか重要な部分を観察するよう両親に伝えます。遊びの約束用紙は付録Cにあります。

第5章	セッション3： クラスチャート、会話はしご、エクスポージャー練習

準備するもの

- 記入済みの場面評定用紙
- 会話はしご
- 感情チャート
- 記入済みのクラスメイトリスト
- クラスチャート
- 学外関係者リスト
- 遊びの約束用紙
- 週間宿題用紙
- エクスポージャー宿題用紙
- 宿題用バインダーまたはノート

概　　要

- 新しい発話行動を含め、先週の出来事を振り返る
- 宿題を振り返り、必要であればできなかったことについて話し合う
- クラスメイトリストを使って、チャートを作成する
- 記入済みの場面評定用紙と感情チャートを参考にして、会話はしご（階層表）について話し合い、完成させる
- セッションの中でエクスポージャーの練習をする
- エクスポージャー課題について話し合う
- セッション以外でのエクスポージャーの計画を立てる
- 宿題を出す

先週の振り返り

以下のことを含め、先週の出来事について振り返ります。

- 環境面での重要な出来事
- 家庭や学校、社会活動の中で起きた場面緘黙の症状とその影響（先週一週間で場面緘黙が原因で何か困ったことがあったかどうか）
- 前回のセッション以降で、子どもや家族がやってみてよかったことひとつ

この振り返りのほとんどを両親が話すかもしれませんが、子どもに対してはセッション2で説明した方法を使って、振り返りに参加させるようにします。

宿題の振り返り

宿題の達成状況を確認しながら、特に、子どもの遊びの約束場面で両親が観察したことについて話し合ってください。宿題ができた場合はご褒美を与えてください（例えば、子どものご褒美チャートに記載されているシールやその他のもの）。上手くできなかった場合はその宿題を再検討するとともに、家族一人ひとりを励ましてください。また、次の週にその宿題を達成するために何が必要かを話し合ってください。（上手くできなかった場合の問題解決方法については、セッション2を参照）

●セラピストへの注意事項

エクスポージャーの練習で、特定のゲームや遊びの場面で子どもの発話が起きやすいことがわかった場合、その活動を再度取り入れるのは、子どもが難しい状況で話そうとする時にしてください。これは、子どもがその活動に疲れたり飽き

第5章　セッション3

てしまうことがないようにするためです。このことは、両親に繰りし伝える必要
があるかもしれません。よくしている遊びの中で子どもがそのゲームをもう一度
したいように見えても、同じゲームで遊ばせないようにしてください。そうする
ことで、そのゲームのご褒美としての価値を高めることができます。

友達との会話

　宿題にした記入済みの同じクラスの子どものリストを参考に、それ
らのクラスメイトと子どもの言葉によるかかわりの状況をチャートに
具体的に記入します（図5.1 参照）。チャートに記入する情報は以下
のようなものです。

- 発話の量（例えば、「なし」「単語」「自然な発話」）
- 話していた場所（例えば、「教室」「校庭」「学校以外」）
- 話し方（例えば、「ささやき声」「普通の声」「奇妙な声」）

クラスチャート

子どもの 名前	会話の 内容	会話の 場所	会話の 質	遊びの約束 の有無	遊び相手の 親との会話 の有無
ダニエル	質問に対して「はい」「いいえ」で答えた（1回のみ）	校庭	弱々しい声	なし	なし
マーシー	普通の自発的な会話（常に）	校庭と教室	普通の声	あり	なし

図5.1　クラスチャートの記入例

55

子どもがどのクラスメイトと遊ぶ約束をしたか、クラスメイトの親と話すことができたかを記入する項目も役立ちます。絵、シール、マーカーなどでチャートを飾って、楽しくなるようにしてください。子どもと友達の現在のコミュニケーションや活動のレベルを反映するように、チャートに記入してください。そして、介入終了時に比較するベースラインとして、そのチャートをコピーして保管しておいてください。

会話はしごの作成

このセッションでは、記入済みの場面評定用紙を参考にして、会話はしごを作成します。その前に、会話はしごを使う目的について説明しましょう。

会話はしごの目的

会話はしごの背景にある考えは、以下の通りです。

あなたは覚えていると思いますが、前回のセッションで、会話はしごの作成について説明しました。練習する必要のある一番簡単な会話場面を一番下に記入し、その場面から練習を始めます。会話はしごの中身は、一人ひとり違います。あなたの会話はしごのそれぞれの段にどのような場面がよいかを考えてもらうために、宿題にしました。最初に、はしごの一番下の段の場面から練習を始めます。本物のはしごと同じです。一番下の段から昇って行かないと、一番上には昇れません。あなたにとって簡単な場面である会話はしごの一番下から始める方がよいのです。はしごを昇って徐々に難しい場面でも話せるように、少しずつ上達していくことができます。

会話はしごについて説明する際には、冷たいプールに入る譬えを使うとわかりやすいでしょう。

第5章　セッション3

　プールに入る時に、最初はつま先から水にゆっくり入って、それから身体全体をゆっくり沈めていく人がいます。会話はしごも同じです。一度に一段昇り、その段で普通に話せるようになってから、次の段に進みます。

場面の順位づけ

　記入したリストに「簡単な場面」として会話のない場面があれば、それは会話はしごには記入しませんが、その簡単な場面ともう少し難しい場面の違いをはっきりさせるために、その場面について話し合ってみるとよいでしょう。もしリストにある課題が簡単すぎたり、あるいは難しすぎるものだけで、ちょうどよい会話場面がない場合には、適切な課題は何かについて家族と話し合ってください。会話はしごの一番上の段には、場面評定用紙で一番難しいとされている場面を記載する必要はありません。実際には、一番難しい場面を会話はしごから意図的に除外する方が良いこともよくあるのです。というのは、子どもはこの段階でとても難しい課題にチャレンジすることを想像するだけで、怖気づいたりやる気をなくしたりすることがあるからです。治療の初期段階での会話はしごの役割は、エクスポージャー練習のスタート地点を決めることです。治療が進むとエクスポージャーの練習場面を修正して、もっと難しい課題を加えることも可能です。

　会話はしごに記入した項目に対応したエクスポージャー課題を作るために、あなたは両親と子どもと話し合いますので、エクスポージャーの最初の宿題を決めるために各項目について具体的に確認しておく必要があります。もし記入済みリストの項目が具体的でなければ（例えば、「学校で話す」と書いてあるだけで、先生と話すのか、友達と話すのか、教室で話すのか、校庭で話すのか、などがわからない場合）、少なくとも最初の数項目については、より具体的に話し合ってください。

　会話はしごに記載された場面の難度を判断する際に、（子どもができるのであれば）感情チャートを使ってみてください。難度の判断が子どもにわかりにくい場合には、チャートの一番下と一番上にある会

57

話場面について、チャートを参考に難度を示す（例えば、両手の幅で）よう促します。また、近い2つの場面を比較して判断させることもできますし（「これとこれでは、どっちが簡単？」）、必要であれば順番を再調整することも可能です。

●セラピストへの注意事項

このセッションの開始時はもちろんですが、セッション全体を通して、可能であれば、会話はしごに記載した課題が、次の「難しい」課題よりも「易しい」課題であることがわかるような言葉遣いをしてください。それは、子どもが課題の難しさだけに捕らわれるのではなく、少し難しく感じる場面でも易しく感じられるようにするためです。子どもの意識をはしごの上の方にある課題の難しさに向けさせると、負の情動や恐怖によって子どもが怖気づいてしまい、自分を変えようとする動機づけや希望が起きにくくなります。

セッション中のエクスポージャー

セッションの中での行動的エクスポージャーは、会話はしごの場面や人に対して子どもが上手く対処できる可能性が最も高い介入を特定するための良い機会です。セッション中に新しい大人（セラピスト）と話すことが難しいと感じている子どもの場合、望ましい行動（話すこと）が徐々に形成されるように、いくつかの異なるエクスポージャー介入を試みるのがよいでしょう。他の複数の場面で上手くいったエクスポージャー課題を使うことは、治療効果の般化の上で重要な方略です。ほとんどの子どもでは、セッションの中での初めてのエクスポージャーとしては、セラピストと対面することやセラピストと話すことが含まれますが、それがエクスポージャーや課題であることを話題にしないで、自然に行ってください。したがって、セッション中にセラピストに対する初めてのエクスポージャーを行う場面で、感情チャートを使った評定を行うことは推奨されません。

第5章　セッション3

一般的なヒント

以下は、セッション中のエクスポージャーについての一般的なヒントです。

1. **沈黙の時間**：子どもがセラピストに応答するための時間は、いつも十分な長さにしてください。一般的な対人関係では、沈黙は決まりが悪く、ほとんどの人は沈黙を避け、沈黙にならないようにおしゃべりを続けようとします。場面緘黙の子どもにかかわる際には沈黙の時間は重要ですし、子どもに応答のための時間を十分とってあげることが大切です。

2. **練習内容の変更**：かなり長い時間をかけても子どもが応答しない場合は、その練習は難しすぎると考えられ、もう少し簡単なものに変えてください。

3. **反抗**：（不安のためにやろうとしない場合との区別は難しいですが）子どもが反抗して練習を拒んでいるように感じた場合は、練習内容を変更するよりも、別の練習に移ってください。また、練習に取り組んだ時には即座に正の強化子を与えてください。練習への参加を子どもに無理強いすることは避け、短い休憩を入れたり、練習に戻る前にお絵かきやパズルなどでリラックスさせてください。もしあなたが提案した活動（お絵かき、パズル、ブロックなど）を子どもが拒否する場合は、不安によるものではなく、反抗を示しているのかもしれません。その場合にはもっと魅力的な活動を考えてください。例えば、創作活動（粘土細工、フィンガーペイント、ビーズ、グリッターグルー）や、もっと活発な遊び（レーシングカー）、あるいはやってみたくなるゲームなどが、悪循環を避けるのに役立つかもしれません。

4. **親の存在**：場面緘黙の子どもには、両親がいる場面では話すのが難しい子どもいれば、両親がいると話しやすい子どももいます。初めのうち、両親は子どもの好きなこと（すなわち、やりやすいこと）を知っていると考えがちですが、それが間違っていること

59

も往々にあります。多くの場合、子どもは両親がいない場面で、初対面の人と話しやすいものです。ですから、その逆が真実であると固く信じている両親でないかぎり、セッション中のエクスポージャーが、新しい人に向かって（ただし、新しい人と対面してではなく）話すことに焦点を当てたものであれば、両親がいない状況でやってみた方がよいでしょう。その後、子どもが初めての人や場面で気楽に話すことができるようになったら、次のステップで両親がいる場面を作ります。

●セラピストへの注意事項

　子どもによっては、セッション中の発話エクスポージャーを強化する（そして発話の動機づけを高める）ために、セッション中にご褒美を使いたくなることがあります。ご褒美の使用は、ご褒美指向性のある幼い子どもや、治療の将来的な効果についての理解が難しい子どもにとっては、より重要なことです。さらに、セッション中にご褒美を受け取ることで、子どもが治療に積極的に参加する可能性が高まります。この目的のために、最初のセッションでは、子どもがエクスポージャー練習に取り組んでいるかどうかに関わらず、小さなご褒美を与えることが役立つことがあります。セッション中にご褒美を使うことを決めたら、ご褒美は小さなトークンのようなご褒美（例えば、シール、小さなおもちゃ）にすべきですし、両親が与えるご褒美と同じようなものにしないことです。

セッション中に行う初めてのエクスポージャーの選択

　症状の重症度やこれまでのセッションの流れによって、この時点で、子どもはセラピストと話したり、セラピストと対面して話す子どももいれば、まだ話せない子どももいます。まだ話せない子どもの場合には、セッション中の初めてのエクスポージャーは、一般に、セラピストがいる状況で子どもの発話を引き出すことを目的としたものになります。話すのに気が進まないというレベルを超えた極端な社交不安をもつ子どもの場合は、初期のエクスポージャー練習は、非言語的な反応を引き出すことに焦点を当てる必要があります（第13章の一般的な社交

不安の治療を参照）。そして、セッション中のエクスポージャー練習でセラピストがいる場面で発話を引き出すことを目的にするのは、その後にします。付録Aにセッション中のエクスポージャー練習についての具体例を挙げていますので、参考にしてください。

ゲームに加わる

1. 子どもはオフィスで両親と一緒にゲームで遊び、セラピストはその部屋で子どもから最も離れた隅の椅子に座り、ゲームの方は見ない（コンピューター作業をしたり、本を読んだり、ボイスメッセージを聞く）。5分くらいしたら、親子で遊んでいるゲームについて一言二言（返答を求めないもの）話しかけてください。これは、セラピストが親子で遊んでいることに意識を向けていることを示すためです。また、話しかけた後はまた、親子で遊んでいるゲームの方は見ないようにしてください。

2. セラピストが話したことに対して子どもがどう反応するか（無関心、冷ややか、笑顔など）に注意しながら、あなたと子どもの物理的な距離や情緒的な距離を調整しながら縮めていってください。そのためには、次のようなやり方があります。椅子を近づける、場所は移動せずに親子で遊んでいるゲームの方を見る回数を増やす、話しかける回数を増やす、両親と話す、両親と子どもの近くに座りゲームの様子を見る、これらを組み合わせる。

3. 子どもが許容できる範囲で、ゆっくりと物理的・情緒的な距離を近づけていき、ゲームに加われるようになるまで続けてください。お勧めの方法のひとつは、あなたがゲームに加わった時に、両親と子どもが（たとえささやき声であっても）話合いながら「チーム」としてゲームを楽しむようにすることです。そして、どこかの時点で、あなたが子どもの声を聞いていることを示してください（例えば、直接応答したり、コメントする）。この方法で、子どもはあなたが自分の声を聞いていることを徐々に理解し、話すことに対する不安が消えていくでしょう。子どもが自由に返答で

きる質問に応答できるようになっているという臨床判断ができな
いうちは、そうした質問を直接することは控えてください。ゲー
ムに加わわれるようになるには、何回かのセッションが必要でし
ょう。ゲームに参加することは常に新しい試みでもあり、ひとつ
前のステップに戻る必要がある場合もあります。

行動的エクスポージャーについての話し合い

　行動的エクスポージャーについての詳しい説明は、セッションの中
でエクスポージャーを始めるかどうかにかかわらず、この時点ですべ
きです。説明は、会話はしごの簡単な場面から始めて少しずつ話すこ
とにチャレンジしていくと、それらの場面が最終的にはそれほど大変
なことではなかったというがわかるのです、というような話し方をし
てください。子が既にエクスポージャーを行っている場合には、こ
れまでの取り組みを振り返り、そして同じようなチャレンジをどう続
けていくかについて話し合い、子どもに正の強化子を与えてください。
この話し合いは、以下のような内容になるでしょう。

　あなたが普段は話をしないような人と話そうと（あるいは、普段は声が出ない
場面で、話す必要がある時に話すように）努力してきたことを、私は知っています。
あなたがやろうとしていることは素晴らしいことです。あなたがこれまでしてき
たことは、私たちがここでこれから一緒に取り組むことなのです。

　両親がとても難しいと思っていたエクスポージャーに取り組んだ場
合（あるいは、それが上手くいかなかった場合）には、次のように話
し合ってみてください。

　最近、新しい場面で（あるいは新しい人と）話そうと努力し、それが難しすぎたり、
とても怖かったと感じたことが何回かあったことを、私は知っています。それは、

今あなたができるはしごの段よりも高い段だったからだと思います。

　このような場合には、難しいエクスポージャーはいったんやめて、後でもう一度チャレンジする方がよいでしょう。あるいは、課題の内容を変えて、もっと簡単な課題にすることもできます。失敗したエクスポージャー練習を例にとって、このことをどのように行うかを話し合ってください（これまでやってきたエクスポージャー練習の難度を下げる工夫について、家族と一緒に考えてみます）。

セッション以外のエクスポージャー課題

　宿題として取り組むエクスポージャーを、各自のエクスポージャー宿題用紙に記入します。記入例を図5.2に示しました。コピーして使えるように、付録Cに未記入のものがあります。記入済みの用紙はコピーして保管しておいてください。

　今回初めてセッション以外のエクスポージャー課題を宿題として出しますので、段階的に課題を難しくしていくことの重要性について十分に話し合い、エクスポージャー課題の作成は一緒に行ってください。特に開始時に言えることですが、会話はしごの上の方の段にチャレンジしたり、難しい場面で話すことを子どもに求めてしまうことは治療にとって妨げになることを、きちんと説明しておいてください。特に、難しい場面へのチャレンジが早すぎて失敗してしまうと、話すことへのネガティブな気持ちや不安を強めてしまう可能性があります。その逆になることはあり得ません。ですから、エクスポージャーの宿題を子どもが達成できない時に、その宿題をもっと易しい内容に変更することとは正しいことで、よくあることです。エクスポージャーを始めた当初は、自信を持たせるために成功体験が重要です。また、課題を達成したという成功体験をすることで、新しい人や場面で話しても「悪いこと」は起こらないことを、子どもは実体験するのです。さらに、

エクスポージャー宿題用紙

子どもの名前： <u>グレーシー</u> 　　　両親の名前： <u>リサ、ベル</u>
（エクスポージャー課題に参加した人を○で囲んでください）
（教師） <u>グリンブラット</u> 　　親： _____ 　　その他： _____
実施年月日： <u>2018 ／ 4 ／ 30</u> 　　→ 　第 <u>3</u> セッション

宿題の説明

a）課題： <u>教室で、グレーシーは母親と対面して、「Wemberly Worried」（絵本）の</u>
<u>第1段落を読む。その間、グリンブラット先生は自分の机に座って、書類作業をする（グ</u>
<u>レーシーと母親の方は見ない）。</u>

b）予定のご褒美： <u>チャートにシールを貼る。</u>
_____
_____

親または先生が結果を記録してください 　　●達成できた
　　　　　　　　　　　　　　　　　　　　　○達成できなかった

課題の達成状況について記入してください
<u>グレーシーのささやき声がとても小さかったので、声はほとんど聞こえなかった。</u>
_____
_____

課題に関するセラピスト記入欄

c）課題の達成状況 　　○できなかった——難しくてやろうとしなかった
　　　　　　　　　　　○できなかった——やろうとしたができなかった
　　　　　　　　　　　○決めた通りではなかったがある程度できた
　　　　　　　　　　　●決めた通りにできた
　　　　　　　　　　　○修正してできた

エクスポージャー後の子どもの感情評定 　　😊　😊　😐　😟　😟

子どもが評定できなかった場合はこちらにチェック_____

結果のまとめ： <u>グレーシーはささやき声で本を読んだ（かすかに聞こえた）。</u>
_____
_____

図5.2　エクスポージャー宿題用紙の記入例

第5章　セッション3

教師に対して強調しておくことは、治療の初期のこの段階では、特に、エクスポージャーを行う場面を具体的に決めておくことが重要であるということです。このことが重要なのは、小さな違いであっても宿題の難度が変わってしまうためです。例えば、子どもはある子とは何とか話すことができても、それ以外の子どもとは話せない場合、宿題に関わる子どもが変わるだけで、課題の難度が大きく変わってしまいます。同じように、場面の違い、他者の有無、話す内容などによって、子どもにとって課題の難度が変わる可能性があります。

セッション中のエクスポージャーのモデリング

　可能であれば、セッション中にセラピストと一緒にエクスポージャー課題を達成できたら、それをモデルにしてセッション以外でのエクスポージャー課題を作成します。特に、セラピストと一緒に達成できた課題は、担任の先生にもやってもらうようにします。例えば、セッション中に子どもが両親とゲームで遊んでいる時に、セラピストはそちらの方を見ないという課題（先述の例を参照）は、先生にも同じ課題に取り組んでもらうことができるでしょう。宿題に出す課題をセッション中の課題と類似のものにすることはよくあることですが、場面や参加者が明らかに異なる場合は、これらの変数について会話はしごと照合し、十分検討した上で課題に組み入れる必要があります。それぞれの宿題は細部まで明確にし（例えば、どこでそれをするのか、誰がそこにいるのか、その人はどこに立つのか、どれくらいの時間続けるのか、など）、家族一人ひとりがその課題で必要とされていることを正確に理解できるようにしなければなりません。

ご褒美

　ご褒美は、エクスポージャー課題とそれ以外の宿題それぞれに割り当ててください。エクスポージャー宿題用紙に、与えたご褒美を記録してください。さらに、子どもが受け取るご褒美の内容や、そのために必要なことについて、家族一人ひとりが納得できるような配慮も必

65

要です。多くの場合、子どもがご褒美を得ることができるかどうかの判断は、親ではなくセラピストがします。これは、ご褒美の基準があいまいだと、親子喧嘩が起きかねないからです。

学校での宿題

学校で取り組む課題を宿題にする場合には、セッションの中でその課題の詳細について話し合い、同意を得ておきます。子どもと両親の両方が学校で行う宿題の計画について理解できるように、説明と質問のために十分な時間を割いてください。当然のことですが、担任の先生にも参加してもらう場合は、エクスポージャー宿題用紙（第2章で説明したように、両親が担任の先生に渡す）を使って、文書で宿題の内容を先生に伝えてください。

家庭での宿題

宿題について両親と子どもとよく話し合って、週間宿題用紙（付録Cをコピー）に記入してください。

■ セッションの中で決めた通りに、子どもがエクスポージャー課題を実行するようにしてください。
■ 必要な場合には、学校で取り組む宿題を両親から担任に伝えてください。
■ （遊びの約束が比較的上手くいった場合には）先週と同じ友達と遊びの約束をさせてください。遊びの約束が上手くいかなかった場合（言葉が出ず、かかわりもなかった場合）には、別の子どもを選んでください。両親は、最初は子どもたちがそれぞれ好きに遊ぶ時間を設けます。そして、言葉を伴う遊び（付録A）を工夫して、子

第5章　セッション3

どもが言葉でのコミュニケーションをしているかどうかを観察して
ください。必要であれば、その遊びに加わってください。友達の親
がいると話すことへの不安が高まりやすので、友達の親には遊びの
場にいないように頼んでください。

■ 今後の取り組みのために、学外関係者リストを作るよう家族に頼ん
でください。このリストには、子ども（スポーツ、教会、スカウト
関係など）も大人（親戚、両親の友人、医師など）も含まれるかも
しれません。記入用紙（学外関係者リスト、学外関係者チャート）は、
付録Cにあります。

第6章	セッション４－９： 初期のエクスポージャーセッション

準備するもの

- 会話はしご
- 感情チャート
- 提出されたエクスポージャー宿題用紙のコピーや、学校その他の場面での宿題の結果についての情報
- クラスチャート／学外関係者チャート
- 遊びの約束用紙
- 週間宿題用紙
- エクスポージャー宿題用紙
- 宿題用バインダーまたはノート

概　　要

- 先週の出来事を振り返る
- 宿題を振り返り、必要であれば達成できなかったことについて話し合う
- 個別計画に基づいてセッション中の行動的エクスポージャーを作成し、説明し、実行する
- セッション以外で取り組む活動を考え、話し合う
- 宿題を出す

先週の振り返り

以下のことを含め、先週の出来事について振り返ります。

- 環境面での重要な出来事
- 家庭や学校、社会活動の中で起きた場面緘黙の症状とその影響
- 話すことについての変化（新しい人や場面で話せたこと、あるいは、これまで話せていた人や場面で話せなくなったこと）
- 前回のセッション以降で、よかったことひとつ

治療のこの時点では、これらの振り返りについて子どもが自分から話してくれるようになっているかもしれません。特に最後の項目（よかったことひとつ）について話してくれるかもしれません。

宿題の振り返り

宿題の振り返りをします。まずは努力したことを全て褒めてあげます。そして、計画を実行する上での困難（おそらく親が関係しています）や恐怖に関連した困難があれば、それをどう解決したらよいか話し合ってください。完全に達成できたかどうかにかかわらず、それぞれのエクスポージャー課題がどの程度難しかったかを、子ども自身に評価してもらいます。難しすぎたエクスポージャー課題は難度を下げて、次の週にもう一度チャレンジできるようにします。

必要であれば、計画通りに課題に取り組むことについて、両親や子どもの側に問題があれば、それを解決してください。そのために、セッション中に十分な時間を取ることができない場合は、別に時間を設定したり、場所を変えて行ってください。

第6章　セッション4-9

●セラピストへの注意事項

　この時期のセッションでは、セッションの始まりや途中で、両親が子どもがま
だ話さないことについて不満を話すことがあるかもしれません。その場合には、
子どもの努力を褒めてあげるモデルを示したり、改善は少しずつで、階段を一段
ずつ昇っていくように進んでいくことを、もう一度話してあげてください。子ど
もが話すのを今か今かと待っている両親の場合は、もう少し難しいです。そのよ
うな親に対しては、現在行っている練習を達成することによって、他の場面でも
同様に話せるようになることにつながっていくことを説明してください。このよ
うに対応することで、あまり重要と思われないようなエクスポージャーの初期の
段階の意味について、両親も理解できるようになるでしょう。最初に治療は段階
的アプローチであることを説明した際に用いた譬え（例えば、冷たいプールに入
る時の譬え）を、もう一度話してみるのもよいでしょう。

セッション中のエクスポージャー

　個別計画と治療の進度に基づいてセッション中の行動的エクスポー
ジャーを作成し、説明し、実行します。この場合も、エクスポージャ
ーに両親、学外関係者、セラピストを含むこともあれば、含まない場
合もあります。家族に対して、エクスポージャーの協力者（親戚や子
どもの友達などを含む）として来てもらうよう依頼することもありま
す。子どもがエクスポージャーに対して前向きな反応を示さない場合
にきょうだいに参加してもらうことは、エクスポージャーそのものだ
けでなく、セッションを楽しくするという意味でも有益です。エクス
ポージャーは治療室の中や外で行いますが、セッション3で紹介した
様々な活動（付録Aのエクスポージャー課題の具体例を参照）を利
用することができます。

エクスポージャー課題の作成

　エクスポージャー課題は子どもの症状とこれまでの課題の達成状況

71

に基づいて、一人ひとり個別に作成します。例えば、セラピストが同じ部屋にいても子どもの方を見ない状況で、子どもがゲームで遊んだり他の活動をしながら両親に話すことができたら、次のエクスポージャーでは、セラピストの関わりを増やした別の課題を始めるよりも、もう一度同じ課題をして、その中でセラピストの関わりを増やす方がよいでしょう。個別化という点では、初めて会ったセラピストに特に問題なく話すことができる場面緘黙の子どももいます。こうした子どもの場合は、セラピストとの会話を引き出すことを目標にした課題は意味がありません。

　セッションの中で実施するエクスポージャー課題を作成する際には、感情チャートを使って子どもに評定させてください。次の例を参考にしてください。

　あなたは、カードゲームの"Go Fish"をお母さんと私と一緒にするのは少し難しいと言っていましたね。どれくらい難しいか、感情チャートで教えてください。お母さんが部屋にいて、ちょっと離れたところに座っていて、私と2人で遊ぶのはどのくらいかな？　お母さんが後ろ向きでそこに座っている場合はどうですか？

　この場合、子どもは評定を言葉で伝える必要はなく、指で数字を作ったり、指さしで伝えたり、その他の伝え方でもかまいません。

エクスポージャーの前後での評定

　子どもが感情チャートを使って正確に評定できるようであれば、まずエクスポージャーに取り組む前に評定させてください。そうすることで、子どもの予期不安を測ることができますし、子どもに無理強いすることなく、これからすることを子どもに知らせることができます。エクスポージャーが上手くいったら、その後でもう一度評定させてください。エクスポージャーの後の評定は、事前の評定よりもかなり低くなることが一般的ですので、実施後に「思っていたほど難しく

なかった」ということを子どもに示すのに役立ちます。このようにして、子どもは話すことに伴うネガティブな結果を過剰評価していたことを理解するようになります。このような理解ができるようになると、子どもが年長で、不安に対処する認知的方略を使うことができる場合には、治療を進める上での認知的な基盤となります。もうひとつの考え方は、さっき行ったエクスポージャーを振り返って、何かよくないことが起こったかどうかを話し合うことです。子どもが先ほどの話す場面で、その結果としてネガティブなことは起きなかったことがわかれば、次のエクスポージャー課題への不安は下がるでしょう。

　話すことのエクスポージャーはどれも難しく感じて、子どもが全てのエクスポージャーを「4」と評定することは、珍しくありません。エクスポージャー課題について話し合って内容を変更しても、まだどれも難しいと評定する場合は、その子は感情チャートの使い方を理解していないと考えられ、感情チャートの使用をいったん取りやめた方がよいでしょう。その代わり、子どもが全てのエクスポージャーを難しすぎると評定した場合、セラピストは簡単そうな2つのエクスポージャー課題を提示し、どちらかを子どもに選択させるとよいでしょう。

セッション以外でのエクスポージャー課題

　セッション中の課題が上手くいけば、子どもの日常生活の今後の予定や会話はしごに基づいて、セッション以外（学校、家庭、地域）での課題を作成して、それぞれに対するご褒美を決めてください。子どもと両親が一緒に課題を決めるのが理想的です。以下のように話して、アイデアを引き出してください。

　セッション以外での課題についてアイデアや考えを私からお話しすることはできますが、あなたがたの生活については私よりもあなたがた自身がよく知っているはずですし、あなたがたのアイデアの方がよい課題を作るのに役立つでしょう。

課題として次の週何をするか決まったら、私に教えてください。

　全てのエクスポージャー課題について話し合い、エクスポージャー宿題用紙（付録Ｃのコピー）に記入してください。記入済みの用紙のコピーを保管しておいてください。

教師の参加

　子どもの担任が参加する課題については、両親から担任の先生に（バインダーなどで）手渡す学校用エクスポージャー宿題用紙に記入します。担任がその課題について質問したり、具体的に理解してもらうために、両親が担任に直接会って説明したり、セラピストが電話やＥメールで説明することもできます。しかし、担任が参加する短い課題がいくつかあるのが普通ですので、それを一つひとつ口頭で説明するのは現実的ではないでしょう。

宿　　題

　両親と子どもと一緒に宿題について話し合い、週間宿題用紙（付録Ｃをコピー）に記入します。

- セッションの中で決めた通りに、エクスポージャー課題を子どもに行わせます。
- 両親には、学校での宿題を担任に伝えるようにしてください。
- セッションの中で決めた通りに、両親に遊びの約束の予定を作ってもらいます。

第7章　セッション 10：
治療の中間セッション

準備するもの

- 会話はしご
- 感情チャート
- 提出されたエクスポージャー宿題用紙のコピーや、学校その他の場面での宿題の結果についての情報
- クラスチャート／学外関係者チャート
- 遊びの約束用紙
- 週間宿題用紙
- エクスポージャー宿題用紙
- 宿題用バインダーまたはノート

概　　要

- 先週の出来事を振り返る
- 宿題を振り返る
- これまでの進歩を振り返る
- 進歩を妨害している問題を解決する
- セッション以外の活動について話し合い、工夫する
- 宿題を出す

先週の振り返り

以下のことを含め、先週の出来事について振り返ります。

- 環境面での重要な出来事
- 家庭や学校、社会活動の中で起きた場面緘黙の症状とその影響
- 話すことについての変化（新しい人や場面で話せたこと、あるいは、これまで話せていた人や場面で話せなくなったこと）
- 前回のセッション以降で、よかったことひとつ

治療のこの時点では、子どもはこれらの振り返りについて自分から話すようになっているかもしれません。特に最後の項目（よかったことひとつ）について話してくれるかもしれません。

宿題の振り返り

宿題の振り返りをします。まず努力したことは全て褒めてあげます。そして、計画を実施する際の困難（おそらく親が関係しています）や恐怖に関連した困難について、それをどう解決したらよいか話し合います。難しすぎたエクスポージャー課題は難度を下げて、次の週にもう一度チャレンジできるようにします。

これまでの進歩の振り返り

提出済みの宿題用紙のコピーなどを使って、子どもの治療経過を振り返り、その結果を見ながら進歩していることを話し合います。以下は会話の例です。

第 7 章　セッション 10

　ここにあなたがこれまでやってきた宿題用紙とクラスチャートのコピーがあります。会話はしごもあります。一緒に見ましょう。以前は話せなかった場面や人に対して、今はもっと話せるようになっていることがあれば、それを確認しましょう。

　もし子どもができるのであれば、それぞれの人や場面を比べて、一番新しく話せるようになった人や、とても良く話せるようになった場面の名前を見つける、というやり方で進めることもできます。（子どもがセラピストに普通に話せるようになっていれば）これは子どもとセラピストで行い、その後、両親とその情報を共有し、彼らの意見も聞きます。子どもだけでは難しければ、子どもと両親とで実施してもらいます。ここで言っている進歩というのは、話せる人が増えた、同じ人でも以前より話せる場面や状況が増えた、前より大きな声で話せるようになったりたくさんのことを話せるようになった、一度にたくさんの人と話せるようになった、といったことです。
　学校での進歩についての情報を得るために、この週の宿題では、担任にノートを渡して、子どもの発話行動の変化について気が付いたことを記入してもらいます。

会話はしごの修正

　子どもの発話行動に顕著な進歩が見られた場合は、子どもと両親を交えて話し合い、会話はしごの修正版を作成します。その際には、これまで入れなかったもっと難しい場面を加えたり、あるいは、以前より易しいと感じる場面のはしごの位置を変えるだけのこともあります。これは、子どもの発話行動におけるポジティブな変化を再確認するよい機会となり、その進歩について子どもを褒めるよい機会にもなります。

77

妨害要素の問題解決

　あまり進歩が見られない場合には、両親と子どもを交えて話し合い、治療が上手くいっていない原因を考えてみましょう。原因としては、以下のようなことが考えられます。

担任がエクスポージャー課題を実施してくれない

　担任が宿題の75％以上を実施できていない場合、治療に悪影響を与える可能性があります。第13章(「治療に当たって考慮すべきこと」)を参考に、解決策を検討してください。

子どもが宿題を決めた通りにしなかったり、課題に取り組もうとしない

　両親やセラピストが難度を下げても、子どもが宿題に取り組もうとしないことがあります。また、治療が上手くいくためにこうした方がよい、というようなことを、子どもが全く話してくれない場合もあります。この場合も、第13章(「治療に当たって考慮すべきこと」)を参考に、解決策を検討してください。

両親がご褒美システムに従わない

　両親が余計なご褒美を与えたり、獲得するはずのご褒美を与えない、ということもあります。ご褒美システムに従わない問題については、両親と直接会って詳しい情報を得る必要があります。そして、治療プログラムが上手くいくためには、計画通りのご褒美システムが重要であることを説明します（第3章で取り上げたご褒美システムについてもう一度説明してもよいでしょう）。時には、（ご褒美が物品であれば）ご褒美の所有権を持つことも含め、セラピストがご褒美プログラムの実施を肩代わりする場合もあります。家族がご褒美システムに従わない問題については、ほとんどの場合、セラピストがこのことについて家族ともっと緊密な連携を取る必要があります。

エクスポージャーが般化しない

　子どもが宿題を計画通りに達成できても、その後の日常の同じような場面では話せないということも起きます。一般に、異なる同じような場面で少なくとも2回以上発話課題が達成できれば、そのような場面で「いつも」話すことができるとみなすことができます。2回以上にならない場合は、その鍵となっている要素を少し修正した宿題を出します。修正課題では、子どもはいつも話すことができるようにしておく必要があります。もし、特定の人に対して般化が起きない場合は（つまり、宿題をしている時だけその人と話せるような場合）、宿題の回数を増やしたり、宿題の場面をいろいろ変えたり、宿題で話す内容を変えたりすることで、解決できるかもしれません。特に、自発的な発話は最も難しく、特別な練習をしなければ上手くいかない可能性があります。

両親がエクスポージャー課題を決めた通りにしない

　両親が子どもに宿題を与え忘れたり、エクスポージャー課題に取り組む機会を設定し忘れることが、繰り返し続くことがあります。この場合には、治療開始前に両親にエクスポージャー課題の重要性について十分説明しておくことはもちろんですが、必要に応じて何回でも説明してください。楽器の演奏が良い例です。レッスン以外でもピアノを弾かなければ、ピアノは上達しません。もし、両親に代わって他の家族や親しい友人が宿題の実施を引き受けてくれれば、この問題は解決するでしょう。代わってくれる人がいなかったり、両親が繰り返しエクスポージャー課題の実施を忘れるようであれば、その時点で、治療の終了を提案する必要があるかもしれません。あるいは、通常はあまり時間のかからない薬物療法の追加を検討し、資格のある児童精神科医に薬物療法の評価を照会してもよいかもしれません。

　これら治療の妨害要素の解決には、第13章（「治療に当たって考慮すべきこと」）を参考にしてください。

セッション以外でのエクスポージャー課題

　これまでのセッションと同様、子どもの日常生活での今後の予定や会話はしごに基づいて、セッション以外（学校、家庭、地域）での課題を工夫し、それぞれに対するご褒美を決めてください。子どもと両親が一緒に課題を決めるのが理想的です。今後の出来事の中でどのようなことが宿題として考えられるかについて質問しながら、宿題の具体的な内容を検討するようにします。

　全てのエクスポージャー課題について話し合い、エクスポージャー宿題用紙（付録Ｃをコピー）に記入します。記入した用紙はコピーして保管してください。

教師の参加

　子どもの担任が参加する課題については、両親から担任に（バインダーなどで）手渡す学校用エクスポージャー宿題用紙に記入しておきます。もし、担任が予定通りに課題を実施しないことが続いたり、あなたが最近担任と連絡を取っていない場合には、この時点で担任と連絡を取り、宿題の実施を再度お願いします。

宿　　題

　両親と子どもと一緒に宿題について話し合い、週間宿題用紙（付録Ｃをコピー）に記入します。

- セッションの中で決めた通りに、エクスポージャー課題を子どもに行わせます。
- 両親には、学校での宿題を担任に伝えるようにしてください。
- セッションの中で決めた通りに、両親に遊びの約束の予定を作ってもらいます。

第8章	セッション 11 － 14： エクスポージャーセッションの中間点

準備するもの

- 会話はしご
- 感情チャート
- 提出されたエクスポージャー宿題用紙のコピーや、学校その他の場面での宿題の結果についての情報
- クラスチャート／学外関係者チャート
- 遊びの約束用紙
- 週間宿題用紙
- エクスポージャー宿題用紙
- 宿題用バインダーまたはノート

概　要

- 先週の出来事を振り返る
- 宿題を振り返り、必要に応じて達成できなかったことについて話し合う
- これまでの進歩を振り返る
- 個別計画に基づいてセッション中の行動的エクスポージャーを作成し、説明し、実行する
- セッション以外の活動について話し合い、工夫する
- 宿題を出す

先週の振り返り

　　以下のことを含め、先週あった出来事について振り返ります。

- 環境面での重要な出来事
- 家庭や学校、社会活動の中で起きた場面緘黙の症状とその影響
- 話すことについての変化（新しい人や場面で話せたこと、あるいは、これまで話せていた人や場面で話せなくなったこと）
- 前回のセッション以降で、よかったことひとつ

　　治療のこの時点では、子どもはこれらの振り返りについて自分から話すようになっているかもしれません。特に最後の項目（よかったことひとつ）について話してくれるかもしれません。

宿題の振り返り

　　宿題の振り返りをします。まず努力したことは全て褒めてあげます。そして、計画を実施する際の困難や恐怖に関連した困難について、それをどう解決したらよいか話し合います。難しすぎたエクスポージャー課題は難度を下げて、次の週にもう一度チャレンジできるようにします。

　　必要であれば、計画通りに課題に取り組むことについて、両親や子どもの側に問題があれば、それを解決してください。そのために、セッション中に十分な時間を取ることができない場合は、別に時間を設定したり、場所を変えて行ってください。

第8章 セッション11-14

セッション中の行動的エクスポージャー

　　個別計画と治療の進度に基づいて、セッション中の行動的エクスポージャーを作成し、説明し、実行します。この場合も、エクスポージャーに両親、学外関係者、セラピストを含むこともあれば、含まない場合もあります。家族に対して、エクスポージャーの協力者（親戚や子どもの友達などを含む）として来てもらうよう依頼することもあります。エクスポージャーは治療室の中や外で行われますが、セッション3（付録Aのエクスポージャーの例を参照）で紹介した様々な活動を利用することができます。子どもがセッション中のエクスポージャーに対してネガティブな反応を示しがちな場合は、初期のセッションでもしたように、きょうだいやその子が気軽に話している友達に参加してもらうことは、エクスポージャーそのものだけでなく、セッションを楽しくするという意味でも有益です。

エクスポージャー課題の作成

　　エクスポージャー課題は子どもの症状とこれまでの課題の達成状況に基づいて、一人ひとり個別に作成します。例えば、最近は子どもがあなたの質問に対して単語で答えられるようになっていれば（例えば、「あなたの好きな色は何ですか？」に答える）、このセッションでは、文で話すことが課題になります（例えば、子どもが「あなたの好きな色は何ですか？」とセラピストに尋ねる）。

エクスポージャーの前後での評定

　　これまでのセッションと同じように、子どもが感情チャートの使い方を理解していれば、エクスポージャーに取り組む前と後で評定させてください。エクスポージャーの前に評定させることで、子どもの予期不安を測ることができますし、子どもに無理強いすることなく、これからすることを子どもに知らせることができます。エクスポージャーを達成した後や実施した後で評定させることで、事前の評定よりも

83

かなり低くなることが一般的ですので、実施後に「思っていたほど難しくなかった」ということを子どもに示すのに役立ちます。このようにして、子どもは練習の後では話しやすくなっていることを理解し始めます。こうした評定を用紙に記録しておく必要はありませんが、今後の課題を考える上で参考になります。

セッション以外でのエクスポージャー課題

セッション中の課題が上手くいけば、子どもの日常生活での今後の予定や会話はしごに基づいて、セッション以外（学校、家庭、地域）での課題を作成し、それぞれに対するご褒美を決めてください。子どもと両親が一緒に課題を決めるのが理想的です。今後の出来事の中でどのようなことが宿題として考えられるかについて質問しながら、宿題の具体的な内容を検討します。

全てのエクスポージャー課題について話し合い、エクスポージャー課題用紙（付録Cをコピー）に記入してください。記入した用紙はコピーして保管してください。

教師の参加

子どもの担任が参加する課題については、両親から担任に（バインダーなどで）手渡す学校用エクスポージャー宿題用紙に記入しておきます。両親が宿題のバインダーやノートを担任に手渡す際には、宿題や治療に関することについて短時間でも話し合うようにしてください。

宿　　題

両親と子どもと一緒に宿題について話し合い、週間宿題用紙（付録Cをコピー）に記入します。

第8章　セッション11-14

■ セッションの中で決めた通りに、エクスポージャー課題を子どもに
　行わせます。

■ 両親には、学校での宿題を担任に伝えるようにしてください。

■ セッションの中で決めた通りに、両親に遊びの約束の予定を作って
　もらいます。

第9章	セッション15： エクスポージャーの継続と主体性移行の開始

準備するもの

- 会話はしご
- 感情チャート
- 提出されたエクスポージャー宿題用紙のコピーや、学校その他の場面での宿題の結果についての情報
- クラスチャート／学外関係者チャート
- 遊びの約束用紙
- 週間宿題用紙
- エクスポージャー宿題用紙
- 宿題用バインダーまたはノート

概　　要

- 先週の出来事を振り返る
- 宿題を振り返り、必要に応じて達成できなかったことについて話し合う
- 個別計画に基づいてセッション中の行動的エクスポージャーを作成し、説明し、実行する
- セッション以外の活動について話し合い、工夫する
- 主体性の移行についてその考え方を説明し、開始する
- 宿題を出す

先週の振り返り

以下のことを含め、先週あった出来事について振り返ります。

- 環境面での重要な出来事
- 家庭や学校、社会活動の中で起きた場面緘黙の症状とその影響
- 話すことについての変化（新しい人や場面で話せたこと、あるいは、これまで話せていた人や場面で話せなくなったこと）
- 前回のセッション以降で、よかったことひとつ

これらの振り返りでは、特に最後の項目（よかったことひとつ）については、できるだけ子どもに話すようにさせてください。

宿題の振り返り

宿題の振り返りをします。まず努力したことは全て褒めてあげます。そして、計画を実施する際の困難（おそらくは親が関係しています）や恐怖に関連した困難について、それをどう解決したらよいか話し合います。治療のこの時点で、宿題が計画通りにできない問題が続いている場合には、宿題をする機会が子どもに十分与えられているかどうかの評価が重要です。この時点で進歩がほとんど見られなかったり、明確ではなく、しかも家族が宿題を実施しないことが続いている場合は、両親にこれらのことを改めない限り、改善の可能性はほとんどないことを理解させなければなりません。よい結果を得るためには、決められた時間通りにこのプログラムを実施する必要がありますが、実際にそれが可能かどうかを両親に考えさせます。

第9章　セッション15

セッション中の行動的エクスポージャー

　この頃には、子どもはあなたと話すことができるようになっていて、セッション中のエクスポージャーの目標が単語を話すことだけではなくなっているかもしれません。しかし、あなたと自発的に普通の形で話せるようになっていないかもしれませんが、それを目標にすることは可能です。加えて、店員やドア係、警備員、あるいは近くに誰かがいれば、そういう人たちは子どもの知らない人として、セッション中のエクスポージャーで利用できるかもしれません。しかし、この時点での困難が全て学校に関係したものである場合は、セッション中のエクスポージャー練習はほとんど意味がないかもしれません。この場合、セッションの時間の多くを、セッション以外でのエクスポージャー課題の検討や準備に費やした方がよいでしょう。あるいは、セラピストと子どもで、特に話すことが難しい場面についてロールプレイをしたり、「練習」することもできます。例えば、場面緘黙の子どもでは、「どうぞ」や「ありがとう」と言ったり、自分の名前を言ったり、言葉で挨拶することが難しい子どももたくさんいます。こうしたことへの介入は、付録A（「エクスポージャー課題の具体例」に載っています。

セッション以外でのエクスポージャー課題と主体性の移行

　両親はセッション中の課題を振り返ったり、子どものエクスポージャーの階層表の現状（つまり、会話はしごにまだ残っているもの）を確認する際に、同席してもらいます。そして、責任や主体性の移行に関する理論的根拠について、実際的な用語を使って家族にわかりやすく説明してください。治療の終了時点でも、まだ取り組むべきことがたくさんあり、家族自身でそれらに取り組む必要がある場合も少なくありません。これからの残りのセッションは、家族がそれらの課題を自分たちで計画するために使い、あなたはそれを手伝うことができま

す。例えば、以下のようなことを行います。

- セッション以外での課題について、両親や子どもからアイデアを引き出します。
- 適切なエクスポージャー課題を作るために、必要に応じて助言します。
- セッション以外でのエクスポージャー課題が決まったら、それぞれのご褒美を決めることにも助言します。

　エクスポージャー宿題用紙（付録Cをコピー）に、各エクスポージャー課題を記入します。記入した用紙はコピーして保管してください。

宿　　　題

　両親と子どもと一緒に課題について話し合い、週間宿題用紙（付録Cをコピー）に記入します。

- セッションの中で決めた通りに、エクスポージャー課題を子どもに行わせます。
- 両親には、学校での宿題を担任に伝えるようにしてください。

第10章 セッション 16 − 17：
主体性の移行に留意したエクスポージャーの継続

準備するもの

- エクスポージャーアイデア用紙
- 会話はしご
- 感情チャート
- 提出されたエクスポージャー宿題用紙のコピーや、学校その他の場面での宿題の結果についての情報
- クラスチャート／学外関係者チャート
- 遊びの約束用紙
- 週間宿題用紙
- エクスポージャー宿題用紙
- 宿題用バインダーまたはノート
- 自由裁量シール（両親用）

概　要

- 新しい発話行動を含め、先週の出来事を振り返る
- 宿題を振り返り、必要に応じて達成できなかったことについて話し合う
- 個別計画に基づいてセッション中の行動的エクスポージャーを作成し、説明し、実行する
- 主体性の移行が進むように、次の週のセッション以外の行動的エクスポージャー課題を作成する
- 宿題を出す

- 両親に「自由裁量シール」を使ってもらう

先週の振り返り

　以下のことを含め、先週あった出来事について振り返ります。

- 環境面での重要な出来事
- 家庭や学校、社会活動の中で起きた場面緘黙の症状とその影響
- 話すことについての変化（新しい人や場面で話せたこと、あるいは、これまで話せていた人や場面で話せなくなったこと）
- 前回のセッション以降で、よかったことひとつ

宿題の振り返り

　主体性の移行の一部として、両親（時には子ども）が主体的に特定のエクスポージャー課題の計画・作成に関与するようにさせます。宿題を振り返える際にも両親の責任を重視し、前よりもよくなったことについてしっかりと話し合ってください。宿題の振り返りには、これまでの週よりも時間をかけてください。その中で、以下のような質問をします。

- 先週の宿題はどのようにしましたか？
- 私たちが決めた課題についてどう思いましたか？　簡単でしたか、難しかったですか？
- その課題をもう少し易しくしたり、あるいはもう少し難しくするには、どうしたらよいと思いますか？

第 10 章　セッション 16-17

セッション中の行動的エクスポージャー

　前回のセッションと同様、治療のこの時点のセッションでは、セッション中のエクスポージャーにはあまり時間を割きません。セッションの中で実施すべきエクスポージャー課題があればすべきですが、通常は、セッション以外のエクスポージャー課題の振り返りと今後の計画に時間をかけます。

セッション以外のエクスポージャー課題

　子どものエクスポージャーの階層表の現状（つまり、会話はしごにまだ残っているもの）について話し合う際に、両親は全てについてでなくてもかなりの時間、同席するようにします。そして、治療終了後もまだ続けることがあることを再度説明し、残りのセッションでは、家族が宿題を自分たちで計画する練習機会となり、あなたがそのことを手伝うことができることも、改めて説明します。例えば、以下のようなことを行います。

- セッション以外での課題について、両親や子どもからアイデアを引き出します。
- 適切なエクスポージャー課題を作るために、必要に応じて助言します。
- セッション以外でのエクスポージャー課題が決まったら、それぞれのご褒美を決めることにも助言します。

　エクスポージャー宿題用紙（付録 C をコピー）に、各エクスポージャー課題を記入します。記入した用紙はコピーして保管してください。

93

```
エクスポージャーアイデア用紙

子ども： ＿エミー＿   両親： ＿リサ、ビル＿   教師： ＿グリンブラット＿

実施年月日： ＿2018 / 3 / 5＿   →   第＿16＿セッション

（上記はセラピストが記入）

現在、話すことが難しい場面や状況

 ＿他の子どもたちの前で私に話す。＿＿＿＿＿＿＿＿＿＿＿＿＿＿
＿＿＿＿＿＿＿＿＿＿＿＿＿＿＿＿＿＿＿＿＿＿＿＿＿＿＿＿＿
＿＿＿＿＿＿＿＿＿＿＿＿＿＿＿＿＿＿＿＿＿＿＿＿＿＿＿＿＿

エクスポージャーの具体的なアイデア

 ＿私（担任）と一緒に、休み時間に、動物あてゲームやインタビューゲームで＿
＿遊ぶ。そして、友達の数を増やす（最初は親友のミシェル）。＿＿＿＿
＿＿＿＿＿＿＿＿＿＿＿＿＿＿＿＿＿＿＿＿＿＿＿＿＿＿＿＿＿
```

図10.1　エクスポージャーアイデア用紙の記入例

教師の参加

　セラピストと両親でエクスポージャー課題を考えるだけでなく、担任の先生にも、次の週に学校で取り組むエクスポージャー課題の具体的なアイデアを、文書に書き出してもらうようにします。この依頼はEメールや電話でできますし、必要であれば、所定の用紙に記入してもらうこともできます（図10.1参照。未記入の用紙は付録Cに掲載）。エクスポージャーの具体的なアイデアが浮かばない場合は、子どもがまだ話せない場面や状況について質問してください。

第 10 章　セッション 16-17

主体性の移行ためのシールを使った練習

　引き続き主体性の移行を進めるために、通常のエクスポージャー課題の他に、その週で子どもが援助を受けて話すことができた場合に子どもに渡す「自由裁量シール」を両親に与えます。このシールをご褒美にして、どのような発話を促すのかについて、両親と話し合ってください。必要であれば、その話合いの中で子どもが既に達成していることを取り上げ、それをほんの少し難しくした課題について話すとよいでしょう。この課題について両親自身がよいアイデアと考えていることを提案してもらい、その提案について話し合ってください。ここで使うシールは、宿題のエクスポージャー課題とは別に与えるものであることを強調してください。この課題に最適な行動は、次の週に自然に起こる出来事に関連した行動です。そのために、家族それぞれに自分が話すのが難しい場面を考えてもらい、その場面で話すためにどのような工夫をしてきたかについて質問するとよいでしょう。両親が援助する発話について、エクスポージャー宿題用紙に記入してもらいます。

宿　　題

　両親と子どもと一緒に課題について話し合い、週間宿題用紙（付録Cをコピー）に記入します。

- セッションの中で決めた通りに、エクスポージャー課題を子どもに行わせます。
- 両親には、子どもの発話を援助し、話せたら自由裁量シールを子どもに与え、これらの発話行動についてエクスポージャー宿題用紙に記入してもらいます。
- 両親に、学校での宿題を担任に渡すようにしてください。

95

■（セラピストが学校に行けない場合は）両親に、担任の先生自身に
学校で取り組む宿題のアイデアを考えてもらうために、エクスポー
ジャーアイデア用紙を担任に渡してもらってください。

第11章	セッション 18 – 19： エクスポージャーの継続と主体性の移行／ これまでの進歩の振り返り

準備するもの

- 会話はしご
- 感情チャート
- 提出されたエクスポージャー宿題用紙のコピーや、学校その他の場面での宿題の結果についての情報
- クラスチャート／学外関係者チャート
- 遊びの約束用紙
- 週間宿題用紙
- エクスポージャー宿題用紙
- 宿題用バインダーまたはノート
- 自由裁量シール（両親用）

概　要

- 新しい発話行動を含め、先週の出来事を振り返る
- 宿題を振り返り、必要に応じて達成できなかったことについて話し合う
- 個別計画に基づいてセッション中の行動的エクスポージャーを作成し、説明し、実行する
- 進歩を振り返り、まだ残っている治療目標を確認する
- 主体性の移行を継続し、次の週のセッション以外の行動的エクスポージャー課題を作成する
- 子どもが主体的に取り組めるようにする

■ 宿題を出す

先週の振り返り

以下のことを含め、先週あった出来事について振り返ります。

■ 環境面での重要な出来事
■ 家庭や学校、社会活動の中で起きた場面緘黙の症状とその影響
■ 話すことについての変化（新しい人や場面で話せたこと、あるいは、これまで話せていた人や場面で話せなくなったこと）
■ 前回のセッション以降で、よかったことひとつ（子どもに話させる）

宿題の振り返り

主体性の移行の一部として、両親（時には子ども）が主体的に特定のエクスポージャー課題の計画・作成に関与するようにさせます。宿題を振り返る際にも両親の責任を重視し、前よりもよくなったことについてしっかりと話し合ってください。加えて、これまでの週よりも、エクスポージャーの宿題の振り返りに時間をかけてください。その中で、以下のような質問をしていきます。

■ 先週の宿題はどのようにしましたか？
■ 私たちが決めた課題についてどう思いましたか？　簡単でしたか、難しかったですか？
■ その課題をもう少し易しくしたり、あるいはもう少し難しくするには、どうしたらよいと思いますか？
■ （[子どもに対しての質問]）あなたはシールを獲得しましたか？どのようにして、獲得しましたか？　シールを獲得しなかった場合

第11章 セッション18-19

は、シールは準備されていましたか？

セッション中の行動的エクスポージャー

　個別計画に基づいてセッション中の行動的エクスポージャーを作成し、説明し、実行します。治療のこの時点のセッションでは、実施すべき課題はほとんどないかもしれません。前にも述べたように、セッション以外のエクスポージャー課題の振り返りと今後の計画に時間をかけます。

進歩の振り返り

　これまでの治療の間で認められた、家庭や学校や社会的場面での症状の改善やスキルの上達といったポジティブな変化を確認し、子どもを褒めてください。

　その上で、まだ話すことが難しい場面や状況を明確にします。場面緘黙の症状によって生じる現在の困難や辛いことを明確にすることは、新しいエクスポージャー課題の作成に役立ちます。

セッション以外でのエクスポージャー課題と主体性の移行

　セッション15－17と同じように、次の週に実施する行動的エクスポージャー課題を検討する中で、主体性の移行を進めます。

1．セッション以外での課題について、両親や子どもからアイデアを引き出します。課題を作る際には、次の週の出来事を利用するように助言します。

99

2. 適切なエクスポージャー課題を作る上で役立つ言葉かけをしてください。
3. セッション以外でのエクスポージャー課題が決まったら、それぞれのご褒美を決めることにも助言してください。

　エクスポージャー宿題用紙（付録Cをコピー）に、各エクスポージャー課題を記入します。記入した用紙はコピーして保管してください。これまでの数セッションと同様に両親に自由裁量シールを渡しますが、今回は、そのシールを獲得するためにこの週で何をするかを、子どもに決めさせてください。時間があれば、子どもからアイデアを引き出すために短く話し合ってもよいでしょう。自由裁量シールの獲得についての話し合いに両親を加えてもよいでしょうし、その場合、両親にはシール1枚に相当する活動について示唆してもらったり、あるいはそのシールについて子どもに考えさせるようにしてもらいます。ただし、両親が子どもに押し付けないように注意してください。このご褒美は子どもにとって自分で自分を褒める役割をするもので、子どもの動機づけを高めるためのものです。

教師の参加

　セッションの時間以外で、担任の先生が現在取り組んでいるエクスポージャー課題や今後取り組むエクスポージャー課題について考えたアイデアについて、（電話で）助言を与えます。担任への電話が難しい場合は、Eメールや手紙などでもよいでしょう。

宿　　題

　両親と子どもと一緒に課題について話し合い、週間宿題用紙（付録Cをコピー）に記入します。

第 11 章　セッション 18-19

■ セッションの中で決めた通りに、エクスポージャー課題を子どもに
　行わせます。
■ 両親には、子どもが使える自由裁量シールを準備させます。

第12章　セッション20：
再発防止と終了

準備するもの

- 提出されたエクスポージャー宿題用紙のコピーや、学校その他の場面での宿題の結果についての情報
- 進歩チャート
- 今後の目標ワークシート
- 終了証
- 宿題用バインダーまたはノート

概　　要

- 新しい発話行動を含め、先週の出来事を振り返る
- 宿題を振り返り、難しかったことについて話し合う
- 個別計画に基づいてセッション中の行動的エクスポージャーを作成し、説明し、実行する
- 進歩を振り返り、改善の状況を図にする
- 今後の目標について話し合う
- 話すことについてこれからやってみるチャレンジや再発防止について話し合う
- 終了のセレモニーを行い、終了証を手渡す

103

先週の振り返り

以下のことを含め、先週あった出来事について振り返ります。

- 環境面での重要な出来事
- 家庭や学校、社会活動の中で起きた場面緘黙の症状とその影響
- 話すことについての変化（新しい人や場面で話せたこと、あるいは、これまで話せていた人や場面で話せなくなったこと）
- 前回のセッション以降で、よかったことひとつ（子どもに話させる）

宿題の振り返り

主体性の移行の練習として、両親（時には子ども）が主体的に特定のエクスポージャー課題の計画・作成に関与することをもっと増やします。宿題を振り返る際にも両親の責任を重視し、前よりもよくなったことについてしっかりと話し合ってください。その中で、以下のような質問をします。

- 先週の宿題はどのようにしましたか？
- 私たちが決めた課題についてどう思いましたか？　簡単でしたか、難しかったですか？　課題をもう少し易しくしたり、あるいはもう少し難しくしたことはありましたか？
- （［子どもに対しての質問］）あなたはシールを獲得しましたか？どのようにして、獲得しましたか？　そのことができたことを誇りに思いましたか？　数カ月前に、それができるようになることを想像できましたか？

第12章　セッション20

進歩の振り返り

　　あなたが子どもに最初に会ってからどのような変化が見られたかを中心に、進歩について話し合ってください。生活の中で話す機会が多いにもかかわらず、以前は話すことを避けていたり、話すのがとても大変だった場面についても振り返りをしてください。それらの場面は今では簡単に話せる場面になり、普通のことになっているので、子どもは（家族も）これまでとても大きな努力をしてきたことを忘れてしまっているかもしれないからです。また、治療はスモールステップで進むために、進歩に「気づかないほど」それぞれのステップが易しく感じるからです。両親や学校の先生には、今後も子どもを褒めたりポジティブな声かけをすることを忘れないように伝えてください。同様に、子どもには自分自身の努力や成功を自覚するようにさせてください。

　　子どもが達成したことを認識するためには、その子と他者との言葉によるコミュニケーションの変化を記入した進歩チャートを作成し、家族と一緒にそれを見ながら振り返るようにします（図12.1 は記入例）。この表は、子どもの宿題用紙や会話はしご、記入済みのクラスチャート、学外関係者チャートを見ながら作成します。時間があれば、この進歩チャートを作る際に、子どもも参加してよいでしょう。時には、進歩がそれほど大きくない場合もあります。しかし、たとえわずかであっても、子どもの進歩を認めてあげることが大切です。

今後の目標

　　これまでの話し合いや最初に作成したエクスポージャーの階層表、会話はしごを手がかりにして、今後に残っている目標を検討します。それらの目標を今後の目標ワークシートに記入します（図12.2 を参照）。次に、それらの目標に取り組む際に役立つと思われるエクスポ

105

進歩チャート：　アシュレー　が達成したこと！

説明：以下の空欄に、子どもの進歩を記入してください。例えば、クラスメイト、他の子ども、先生、家族、その他の大人、などカテゴリーごとに記入してください。

学校のクラスメイトと
- トーキングゲームをした（サム、ローラなど）
- インタビューゲームの役割と質問をした（ジャック、アヴァなど）
- マイヤー先生とグリーン先生がしていた小集団活動の中で他の子どもたちと話した
- 学校以外で遊びの約束をして楽しく遊んだ（ジュリア、マーシーなど）

他の子どもと
- バレエ教室で子どもたちにシールをあげた
- 教会で子どもたちからの質問に答えた
- 遊びの約束をして楽しく遊んだ（ウェンディ、ケイティなど）
- 友達のきょうだいとゲームをしたり話したりした

先生と
- トーキングゲームをした（メイヤー先生、グリーン先生、ファーン先生など）
- 「はい」「いいえ」で答える質問や、事実を問う質問をしたり、答えたりした
- 写真や絵、おもちゃ、日課について話した
- 留守番電話にメッセージを残した
- 「こんにちは」や「ありがとう」と言った

家族と
- 質問に答えた（叔母、伯父など）
- レースゲームの中で質問をした（祖父、ジェームス、チェルシーなど）
- 留守番電話に短いメッセージや長いメッセージを残した（父、叔母、伯父など）
- 単語読み練習をした（母、祖父など）

その他の大人と
- お店やレストランで自分や家族のものを注文した
- 留守番電話に短いメッセージや長いメッセージを残した（ティアナさん、アシュレーさん、シスターのルイメスなど）
- 電話で話した（トリーナ、キャサリーナなど）
- お店、医院、カリフォルニア大学で「ありがとう」と言った
- 写真や絵について話した（美術の先生、リンジー、ルーなど）
- 友だちの親に質問した（ジェイコブのお母さん、ソフィーのお母さんなど）

図12.1　進歩チャートの記入例

今後の目標ワークシート

目　　標	エクスポージャー	ご褒美
教室で男の子と話す	1）先生と男の子1人 　（徐々に人数を増やす） 　と物語絵本ゲームをす 　る。 2）男の子に好きな色を 　聞く（エクスポージャ 　ーの具体例を参照）。	ワークシートにシールを 貼る。 ワークシートにシールを 貼る。

図12.2　今後の目標ワークシート

ージャー課題を考え、今後の目標ワークシートに記入します。最後に、目標を達成した際のご褒美について話し合い、同じように記入します。後日、家族がそれ以外のことを目標にする必要があると考えた場合には、ワークシートの空いたスペースに追加することができます。

今後の発話の課題と再発防止

　場面緘黙の再発はまれですが、長期欠席や長期休暇の後で登校が難しくなることもあります。もし症状が再発した場合は、両親はこれまでの治療で行ったのと同じような介入を考えてみてください。

　もし子どもに話すことに気が進まない様子が見られた時は、両親はこれまでに記入した宿題用紙（バインダーに綴じて保管する）を見返して、介入を考えてください。必要があればいつでもあなたに相談でき、治療の再開も気軽にできることを、両親に伝えてください。

再発防止のための留意事項

　再発防止のために、両親に以下の留意事項について話してください。

107

- 子どもが話すのを避けようとしたどんな小さなことでも見逃さず、その際に子どもに代わって親が話すようなことはしないでください。
- 子どもにとって難しいと思われる場面で話すことができた場合は、時々ご褒美をあげてください。そして、話すことの不安を克服しようと努力を続けていることを認めてあげてください
- もし、とても難しい場面があった場合は、その場面を調整して、子どもが少しずつその場面に対処できるようにし、失敗しないようにしてください。例えば、新しい学年が始まる前に、子どもが新しい担任と会う機会を作ることなどです。

終了セレモニー

　治療の最後に、必ずセレモニーの時間をとってください。ゲームをする、アイスクリーム屋さんに行くといった楽しい活動や子どもが選んだ活動を子どもと一緒にしてください。

　終了証を子どもに贈り、家族には治療への参加と努力を褒めてあげてください。付録Cに未記入の終了証があります。そのままコピーして使ったり、自分で作る時の見本にしてください。

第13章　治療に当たって考慮すべきこと

教師との連携

　　場面緘黙の子どもの大多数は、学校で話すことがきわめて困難で、話すのが一番難しい相手は教師であることが、研究によって示されています。したがって、あなたがかかわっている子どもが学校で上手く話せず、教師に対してほとんどの場面で話せなかったり、近くに他の子どもがいる場合に教師に話すことが難しい状況にあることが多いでしょう。この場合、担任の先生に子どもの治療に積極的に参加してもらうことが極めて重要で、この治療マニュアルではこのことを説明してきました。最初に手紙で担任に連絡を取り、その後、電話で話す方がやりやすいでしょう。治療について担任に出す手紙の見本を付録Bに載せています。残念ながら、担任が治療に参加できない場合もあります。その理由は、子どもが話していないことを支援が必要な状況と担任が考えていなかったり、場面緘黙の本質を理解していなかったり、あるいは実際に時間がなかったり、時間を取れないと思い込んでいるためだったりします。

問題の本質を理解できない

　　はっきりした問題を示す子どもとは対照的に、場面緘黙の子どもは教室で問題を引き起こすことが少ないため、教師の注意が向いていないかもしれません。そのため、教師は子どもが教室で話せないことによって、教室場面での子どもの学習能力や達成に悪影響を与えていることを理解していないのかもしれません。もちろん、子どもが必要な時に質問しなかったり、明確に教えてもらうことを求めなかったり、あるいは困っていることを表現しなければ、学習プロセスに明らかに

影響します。重要なことは、社会性や情緒の発達は小学校低学年の主要な目標であり、同年齢の子どもたちと話さない子どもはそれらの発達に遅れが見られる可能性があります。

場面緘黙に対する誤解

担任と連携を取る際の2つ目の問題は、場面緘黙の子どもの行動を不安回避行動としてではなく、むしろ子どもが意図的に話したがらないというように、担任が場面緘黙の本質を誤解している場合です。子どもの行動を頑固さと認識してしまうと、担任は子どもにイライラしてしまい、治療チームに協力しようとしなくなることは容易に理解できます。場面緘黙の本質に関する誤解を正す最も簡単で上手くいく方法のひとつは、この障害について教育することです。ここでの教育は、教師にウェブサイトを教える、両親が教師に本を貸す、あるいは本書の引用文献にあるレビュー論文をコピーして教師に渡す、などです。付録Bに配布資料として場面緘黙の概要を載せています。

この障害の解決にとって教師は重要かつ中心的な役割を担いますので、場面緘黙についての担任や管理職の理解を高めることは、治療への協力を得るための最優先課題です。あなたはセラピストとして、担任が子どもの学業能力や学習過程を評価するのに役立つように、教室以外で子どもと言葉によるコミュニケーションをとる方法を強調することによって、治療と教室の関連性を提案することができます。この目的のために、学校に関係する治療目標について具体的に話し合い、その中で、担任の目標と明確に関連していることに焦点を当てるようにすると、治療と教室の関連性が明確になり、担任との協力関係を築きやすくなります。

時間の制約

担任が治療に参加する場合には教室外で余分の時間が必要になることを考えると、その時間を最小限にすることが大切です。そのために、介入については常に明確かつ具体的にし、エクスポージャー課題も数

分ですむように工夫してください。治療のために担任が時間を割いて
くれることに対する感謝の気持ちを、機会があるごとに表すようにし
てください。そうした適切な感謝の気持ちの表現は、両親にとっても
お手本になります。エクスポージャーや介入に対する担任の前向きな
態度が、あなたの治療計画にとって適切かつ十分なものであれば、（関
係者全員のコミュニケーションが明確かつ具体的になされている場合
には）担任が子どもに実施するエクスポージャー課題を担任自身に考
えてもらうようにすると、時間を節約できます。

　担任が1、2週間、エクスポージャーの宿題の実施を忘れることは
珍しいことではありません。実は、これは例外的なことではなく、む
しろよくあることです。しかし、長期に渡ってエクスポージャーをし
ていなかったり、忘れていたり、あるいは治療に参加できないと連
絡してきた場合は、このプログラムをそれまでのように進めることは
できません。とりわけ、あなたが担任とこの点について個別に話し合
っていない場合は、担任への期待を諦めてしまう前に、問題解決のた
めにいろいろ努力すべきです。おそらく授業時間でもエクスポージャ
ー練習は可能であったり、学校で行うエクスポージャーについて両親
がもっと多くの役割を担うことも可能でしょう。治療に担任が参加で
きない場合は、子どもと密な関係にあり、治療協力に関心を持ってい
る学校の他の教職員を見つけることができるかもしれません。例えば、
司書教諭、スクールカウンセラー、ことばの教室の担任などが考えら
れます。

年長児への適用

　場面緘黙の治療は年少児に実施されることがほとんどですが、年長
児でも場面緘黙が続いている場合があります。年長児の治療では、場
面緘黙が一次的な問題であること、及び行動的治療法が適切でないよ
うな併存疾患がないことを確認しておくことが必要です。

本書は 8 歳までの子どものために開発された治療を基盤としているため、不安関連障害に適用される認知行動療法（CBT）の要素である認知的技法についてはあまり触れていません。しかし、平均的な認知機能を持っている 8 歳以上の年長児を治療する時には、不安に対する伝統的な CBT において見出されている技法を付加的に使いたいと考える人もいるでしょう。例えば、一般には、年長児（8 歳以上）はそれ以下の年齢の子どもより抽象的思考能力が高く、リラクゼーション（例えば、Koeppen, 1874; Ollendick & Cerny, 1981 を参照）、呼吸法、マインドフルネス（Amy Saltzman 著 *"Still Quiet Place: Mindfulness for Young Children"* を参照）、イメージ・エクスポージャー練習といった、不安恐怖場面について開発された様々な治療要素を付け加えることもできます。

併存疾患

　場面緘黙の子どもに併発疾患が見られることは珍しいことではありませんし、治療前診断評価で見つかることもよくあります。特に関連するのは、社交不安と反抗的傾向の 2 つです。

社交不安

　前にも述べたように、人前で話すことに苦痛を感じるようなレベルは一般に社交不安の症状であり、場面緘黙の子どもの大多数は社交不安の基準に当てはまります。そのため、本書で紹介した治療を受けている子どもが、発話や言葉によるコミュニケーションに関する不安以外に、社交不安の症状を示すかもしれません。幸いに、この治療の過程で、恐怖への慣れが発話場面以外にも般化しやすくなり、話すことに関係しない社交不安についても好影響を与えることがあります。社交不安が併存する重度の場面緘黙の子どもには、最初、階層表の中で、社交不安の発話を伴わない要素（例えば、ハイタッチをする、動きを

始める、指示に従う）から始める方がより効果的かもしれません。なぜなら、これらはしばしば恐怖を和らげるからです。治療を受けに来た子どもが、社交不安障害が一次的で、場面緘黙が二次的とみなされた場合には（つまり、話さないことが一般的な社交不安と矛盾しない場合）、本書の治療プログラムは最適な治療法とは言えないでしょう。代わりに、より広い社交不安の治療アプローチを検討する必要があります。

反抗的傾向

　第1章で述べたように、場面緘黙の子どもに反抗的行動の出現率が高いかどうかについては一貫したデータはありません。かつて、多くの人は反抗的行動がこの障害の原因のひとつであると信じ、反抗的態度や我儘によって緘黙症状が起きていると誤解されてきた場面緘黙の歴史があります。子どもによっては、話さないことが主に不安に起因するのではなく、怒りをコントロールする努力や怒りを反抗的な態度で表したことによる場合であったりすることはあるかもしれませんが、これは一般的ではありません。子どもが話せないことが不安によるものかどうかの判断には、不安のサインとなる子どもの行動を観察することが役に立ちます。話すことに対する不安が見られなければ、話せないことについて他の動機がある可能性が高いです。本書で紹介した治療は不安に対する治療を基盤にしていて、話せない状態は主に不安に関係している、という仮定を前提としていることを覚えておいてください。そうでない場合は、この治療が有効でない可能性があります。他の理由で話すことを拒否している場合には、資格のある専門家による子育てワークが勧められます。

向精神薬

　セッション 12 くらいまでに進歩がまったく見られなかったり、ほ

んのわずかだった場合には、薬物治療の評価のため、児童精神科の専門医への紹介を考えなければなりません。一般にSSRIと呼ばれる向精神薬が勧められるかもしれません。向精神薬は発話に影響を及ぼす不安症状に対して有効であることが示されています（The Research Unit on Pediatric Psychopharmacology Anxiety Study Group, 2001）。両親の多くは年少児に向精神薬を使うことに気が進まないかもしれませんが、子どもの諸機能の状態、発達、そして生活の質を考えなければなりません。また薬物治療を始める場合でも、向精神薬の使用について子どもに話すことに苦労する親もいます。薬によって話すことが今より容易になることを聞いてびっくりする子どももいます（自分では話したくない時にも話すようにさせる薬だ、と考えるかもしれません）。一般に、ほとんどの精神保健の専門職は、知識を持たない子どもに対して薬物治療を勧めることはないでしょう。向精神薬について子どもに伝える内容については、児童精神科医に具体的に相談してください。子どもの社交不安の改善にSSRIが効果的であることが明らかであっても、行動的治療を続けることは、行動目標を立て、その目標を達成することによって困難を克服する経験を子どもに与え、それは子どもにとって有益な経験となるでしょう。

付録A	エクスポージャー課題の具体例

　ここで紹介するエクスポージャーの大半はまずクリニックで実施し、その後、学校で担任の先生や友達と実施したり、あるいは家庭で他の協力者と実施するものです。

両親と話している時を利用して、セラピストと話せるようになるための初期の練習課題

- ドアが閉まっていて誰もいない治療室で、（ゲームや本読みをしながら）両親と話す。
- ドアが閉まっていて、セラピストがドアのすぐ外にいる状況で、治療室で両親と話す。
- ドアがわずかに開いていて、セラピストがドアのすぐ外にいて、両手で耳を塞ぎ、目を閉じている状況で、治療室で両親と話す。
- ドアがもう少し開いていて、セラピストがドアのすぐ外にいて、両手で耳を塞ぎ、目を閉じている状況で、治療室で両親と話す。
- ドアが完全に開いていて、セラピストがドアのすぐ外にいて、両手で耳を塞ぎ、目は開けている状況で、治療室で両親と話す。
- セラピストとボードゲームやカードゲームをしながら、両親にささやき声で話す。セラピストは子どものささやきに反応せず、両親も子どもがささやいたことをセラピストに話さない（すなわち、セラピストはささやき声を「子どもに気づかれずに、偶然耳にする」状態）。

役に立つ市販のゲーム

- 「I Have Card Game」（University Games 社）〔訳注：2人以上で遊ぶカ

115

ードゲーム。同一の動物や色が描かれている「I Have カード」と「Who has カード」
があり、順番に「○○持っている人」と言い、そのカードを持っている人がそのカード
を捨てる。手持ちのカードが早くなくなった人の勝ち〕

- 「The Storybook Game」（Fundex Games 社）〔訳注：2人以上で遊びな
  がら物語を作るゲーム。順番にカードを引いていき、カードに書かれたアイテムを含め
  て話を続けていく。カードを引く前に物語を最初から再生する必要があり、順番通りに
  アイテムが思い出せなかったり、間違ったりしたらアウトになる。最後まで残った人の
  勝ち〕

- 「Spot It！」（Blue Orange Games 社）〔訳注：2～8人で遊ぶカードゲーム。
  1枚のカードに8つの単語やイラストが描かれていて、他のカードと必ずひとつのマー
  クのみ一致する。山札と手持ち札に共通するマークを見つけて宣言し、ルールに従って、
  獲得したり、捨てたり、別の場所に置いたりする〕

- 「Guess Who? board game」（Hasbro 社）〔訳注：2人または2チームで遊
  ぶ対話形式のゲーム。お互いが24のキャラクターの中から1つを選択し、相手がどの
  キャラクターを選んだか質問することにより推測する。キャラクターの外見について質
  問し、「はい」「いいえ」の回答に応じて、相手が選んだキャラクターを絞っていく。例
  えば、「眼鏡をかけていますか？」の質問に対して、「はい」と答えたら、眼鏡をかけて
  いないキャラクターを除いていく。先に相手のキャラクターを当てた方の勝ち〕

- 「Hedbanz Game」（Spin Master Game 社）〔訳注：2～6人で遊ぶ対話形
  式のゲーム。頭に着けたヘッドバンドにカードを差し込み、自分のカードが何かを当て
  るゲーム。頭に着けるため、自分のカードは見えない。「私は動物ですか？」「私は食べ
  物ですか？」などの質問をしながら、答えを絞り込んでいく〕

- 「Go Fish（eeBoo 社、または Imperial Kids 社）〔訳注：より多くのペア
  を作るカードゲーム。自分の持ち手のカードがペアになるように、他のプレイヤーに自
  分が欲しいカードを持っているか尋ね、あればもらえる。ない場合は「Go fish」と相
  手に言われ、山札から1枚引く〕

- その他のゲーム：

・「Cranium」〔訳注：止まった色のマスでチャレンジする課題が決まるすごろくゲーム。
  4人から16人までプレイできる。課題には4つのカテゴリーがあり、絵や粘土でお題
  を表現して当ててもらう「クリエイティブキャット」、クイズに答える「データヘッド」、

付録A　エクスポージャー課題の具体例

単語の綴りや意味を当てる「ワードワーム」、ジェスチャーやハミングでお題を表現して当ててもらう「スターパフォーマー」がある〕

・「Super Story Recorder」（Mad Libs の電子版）〔訳注：レコーダーが出題する質問の答えを録音すると、レコーダーが物語を作る。レコーダーが作った面白い物語を再生して楽しむ〕

・「Battleship」〔訳注：5×5のマス目に艦艇ユニットを配置し、お互いに相手の艦艇を狙うゲーム〕

・「Hangman」〔訳注：2人で遊ぶ言葉遊び。1人がある言葉を選び、もう1人が一度に1文字ずつ答えてその言葉を当てていく〕

　可能であれば、治療室で発話を引き出すのに役立ったおもちゃやゲームを、教室で発話を引き出す際にも使うとよいでしょう。

様々な人との発話を促進する追加のエクスポージャー課題

■ ボイスチェンジャー（子どもがそれに向かって話すと声が変わるおもちゃ）で遊ぶ

■ 子どもに自分の声を録音または録画させ、セラピストや他の人と一緒に聞いたり、見たりする（治療に対する抵抗の強い子どもでは、目的を教えずに両親に子どもの様子を録画してもらい、事前に十分知らせることなくビデオを一緒に見る。ただし、信頼関係を壊さないように注意すること）。

■ セラピストの前で音読する（会話よりも易しいことが多い）。まずは本読みから始め、その次に自分で考えた言葉を言う（例えば、子どもが質問する。インタビューゲームを参照）

■ インタビューゲーム：子どもともうひとりの人（初めはセラピスト）が順番に、好きなものについてお互い質問する（例えば、アイスクリーム、食べ物、色、ゲーム、行楽地など）。担任や他の人とする時は、このゲームに簡単な個人情報に関する質問を含めることもで

117

きる（例えば、ミドルネーム、きょうだいの数など）。

■ 人気コンテスト（調査のようなもの）：スーパーヒーロー、スポーツ、動物、色などについてのチャートを作成し、1位を調べるために、いろいろな人（特に、授業ですべての子どもに聞くのがよい）にどれが一番好きか質問する。

■ 子どもが単語の始めの音を声に出し、セラピストはその単語あるいはそれに近いものを言い当てる。子どもはあたかも単語をすべて声に出しているかのように行う。

■ 単語を声に出さないで口の形だけで伝える：子どもに「二者択一」の質問をし、子どもに口の形で答えてもらう。例えば、「犬と猫ではどちらが好きですか？」「うさぎとあひるだったら、どちらを飼いたいですか？」。

■ 留守番電話やボイスメールで、セラピストにメッセージを残す。教師や他の人にも同様に行う。

■ ウォーキートーキー〔訳注：携帯型の双方向無線機、いわゆるトランシーバーのこと。あるいは携帯電話を使ってもよいが、新機種である必要はない〕でセラピストと話す。

■ ささやき声と対比させた大きな発声練習として、ライオンの鳴き声を練習する。

■ 子どもは発話へのステップとして、うなずく代わりに「うんうん」と言うことができるかもしれない（同様に、「いいえ」や「わかりません」の発語も促してみる）。もし、子どもがこれらのことができれば、次は、「はい」「いいえ」「わかりません」ですべて答える簡単なゲームをする。

■ ヒントをもとに動物当てゲームをする（「Twenty Questions」〔訳注：回答者は答えを導くために、出題者に対し「はい」「いいえ」で回答可能な形式の質問を合計20問まで行い、出題者の回答をもとに答えを出す〕などでもよい）。例えば、子どもはある動物を想像し、セラピスト（または他の大人）は「触っても安全な動物ですか？」「水の中に住んでいますか？」といった質問をいくつかする。

付録A　エクスポージャー課題の具体例

- 子どもはお小遣いをもらい（あるいは、「hot and cold」ゲームをして、小銭を見つける）、実際のお店または模擬店（実際の商品を扱う）で買い物をする。子どもに商品がいくらか聞くよう促す。

- 「こんにちは」や「さようなら」を言うのが難しい子どもに対しては（場面緘黙の子どもにはよくある）、子どもが「こんにちは」と「さようなら」をセラピストに何回も言うゲームをする。このゲームのナンセンスさを高めると、子どもはこのゲームの面白さに気づく。例えば、お互いに向かい合って歩いていき「こんにちは」と言い、それから、「さようなら」と言い遠ざかっていく。そして、すぐに逆戻りし、異なる声で繰り返す。これを何度も行う！　このゲームは、「ありがとう」と言うのが難しい子どもにも役に立つ。これもよくあることで、職員が子どもに物を手渡す時に練習することができる。最後に、子どもは名前や年齢などの情報を言う練習をする。セッションの中でこれらの課題を達成できたら、同様の課題をセッション以外で練習することを宿題にする。

- 子どもは他の人から食事の注文を取り、模擬店のパン屋やキャンディー屋に行き、お菓子を買う。おそらくこの課題で子どもが一番楽しいのは、本物のお菓子を「買う」時や、実際のお店に行く（オフィスの近くにあれば、確実に実行できる）時である。

- 子どもとセラピストは、あるカテゴリー（例えば、身体部位、動物など）について、どれほど多くのもの知っているかを交互に言う競争をする。

　本書全体を通して述べてきたように、セラピストと上手くできた課題は、子どもが話すことが難しい教師や他の人ともやってみるようにします。

119

付録B　治療の前に使用するもの

内　容

- 学校発話質問票
- 場面緘黙質問票
- 場面緘黙に関する両親向け資料
- 校長宛の治療協力依頼書
- 担任宛の治療協力依頼書

学校発話質問票

質問票に回答した先生のお名前：

_____さんのこの１カ月の様子についてお尋ねします。次の各項目について、当てはまるものを○で囲んでください。

１．必要な時には、ほとんどのクラスメイトと学校で話す。

いつも　　よくある　　まれにある　　全くない

２．必要な時には、特定のクラスメイト（友達）と学校で話す。

いつも　　よくある　　まれにある　　全くない

３．先生に指名されたら、声に出して答える。

いつも　　よくある　　まれにある　　全くない

４．必要な時には、先生に質問する。

いつも　　よくある　　まれにある　　全くない

５．必要な時には、ほとんどの先生や学校職員と話す。

いつも　　よくある　　まれにある　　全くない

６．必要な時には、グループの中やクラスの前で話す。

いつも　　よくある　　まれにある　　全くない

７*．必要な時には、言葉以外の手段を使って授業に参加する（指さし、身振り、筆談など）。

いつも　　よくある　　まれにある　　全くない

８*．話さないことは、学校でどのくらい支障を来しますか？

全く支障がない　　あまり支障はない　　やや支障となる　　とても支障となる

得点：いつも＝３、よくある＝２、まれにある＝１、全くない＝０

*この項目は、総合得点に含めない。

付録B　治療の前に使用するもの

場面緘黙質問票（SMQ）©

お子さんのこの2週間の様子についてお尋ねします。次の各項目について、当てはまるものを○で囲んでください。

【学校】

1．必要な時には、ほとんどのクラスメイトと学校で話す。

いつも　　よくある　　まれにある　　全くない

2．必要な時には、特定のクラスメイト（友達）と学校で話す。

いつも　　よくある　　まれにある　　全くない

3．先生に指名されたら、声に出して答える。

いつも　　よくある　　まれにある　　全くない

4．必要な時には、先生に質問する。

いつも　　よくある　　まれにある　　全くない

5．必要な時には、ほとんどの先生や学校職員と話す。

いつも　　よくある　　まれにある　　全くない

6．必要な時には、グループの中やクラスの前で話す。

いつも　　よくある　　まれにある　　全くない

【家庭や家族】

7．必要な時には、よその人が家にいても、家族と話す。

いつも　　よくある　　まれにある　　全くない

8．必要な時には、慣れない場所でも家族と話す。

いつも　　よくある　　まれにある　　全くない

9．必要な時には、同居していない親戚の人（例えば、祖父母やいとこ）と話す。

いつも　　よくある　　まれにある　　全くない

10．必要な時には、親やきょうだいと電話で話す。

いつも　　よくある　　まれにある　　全くない

123

11. 必要な時には、家族で付き合いのあるよく知っている大人と話す 。

いつも　　よくある　　まれにある　　全くない

12. 少なくとも 1 人のベビーシッターと話す。

いつも　　よくある　　まれにある　　全くない／該当しない

【社会的場面（学校の外）】

13. 必要な時には、知らない子どもとも話す。

いつも　　よくある　　まれにある　　全くない

14. 必要な時には、家族の知り合いだが知らない大人と話す。

いつも　　よくある　　まれにある　　全くない

15. 必要な時には、医者や歯医者と話す。

いつも　　よくある　　まれにある　　全くない

16. 必要な時には、買い物や外食の際にお店の人と話す。

いつも　　よくある　　まれにある　　全くない

17. 必要な時には、学校外でのクラブ活動やチーム、その他の活動場面で話す。

いつも　　よくある　　まれにある　　全くない／該当しない

【支障や困難】*

18. 話さないことは、学校でどのくらい支障を来しますか？

全く支障がない　あまり支障はない　やや支障となる　とても支障となる

19. 話さないことは、家族関係にどのくらい支障を来しますか？

全く支障がない　あまり支障はない　やや支障となる　とても支障となる

20. 話さないことは、社会的場面でどのくらい支障を来しますか？

全く支障がない　あまり支障はない　やや支障となる　とても支障となる

21. 総合的に見て、話さないことは、生活にどのくらい支障を来しますか？

全く支障がない　あまり支障はない　やや支障となる　とても支障となる

22. 総合的に見て、話さないことでお子さんはどのくらい困っていますか？

全く困っていない　あまり困っていない　やや困っている　とても困っている

23. 総合的に見て、お子さんが話さないことで、あなたはどのくらい困っていま

すか？

　全く困っていない　あまり困っていない　やや困っている　とても困っている

得点：いつも＝３、よくある＝２、まれにある＝１、全くない＝０

＊この項目は、総合得点に含めず、臨床目的のみに利用する。

著作権 © 2008 Dr. Lindsey Bergman（カリフォルニア大学ロサンゼルス校セメル神経科学・人間行動研究所 臨床准教授）

場面緘黙に関する両親向け資料

リンジー・バーグマン博士
（カリフォルニア大学ロサンゼルス校セメル神経科学・人間行動研究所 臨床准教授）

　場面緘黙は、他の状況では普通に話せるにもかかわらず、特定の社会的状況では話すことができないという障害で、まだほとんど理解されていません。多くの場合、場面緘黙の子どもは家庭では家族と普通に話しますが、学校や他の場所では話しません。場面緘黙はかつては、自閉症、反抗挑戦性障害、トラウマや虐待などと関連があると考えられていましたが、現在では、ほとんどの研究者が場面緘黙を社交不安の一形態と考えています。このことは、話せないことが極端な内気さ、自意識過剰、極端な恥ずかしがり屋と関連していることを意味します。場面緘黙の子どもたちは、時々、自分が話す内容が「ばからしい」のではないかとか、話す声が「おかしい」のではないかと心配していると言います。どうして家庭以外で話したくないのかを説明できない子どももいます。話せないことは、その言語や話し方を知らないことによるものではありません。

　場面緘黙は通常、5歳以前に発症しますが、ほとんどの場合、子どもが幼稚園に入園するまで気づかれなかったり、問題とみなされることがありません。場面緘黙は、男児より女児に多く見られます。場面緘黙はいくらか稀な障害と考えられていますが、これまで考えられていたほど稀ではありません。最近の研究では、場面緘黙の有病率は、5歳から7歳の子どもで1％をほんの僅かに下回る程度であることが示されています。場面緘黙は、自閉症や反抗挑戦性障害、それ以外の小児期の障害と比べても、そんなに稀なものではないと考えることが重要です。

　場面緘黙は発話や言語の機能障害と関連していると考える人もいますが、最近の研究では、場面緘黙の子どものほとんどは正常な言語能

付録B　治療の前に使用するもの

力を持っていることが示されています。場面緘黙の原因は完全には明らかになっていませんが、社交不安が場面緘黙の子どもたちの家族に見られる傾向があるという研究結果は、遺伝的要素の可能性を示唆しています。研究者のなかには、場面緘黙は内気さや引っ込み思案という一般的傾向と関連すると考える人もいます。場面緘黙は、幼少期のトラウマ的な出来事とは関連はないようです。

　学校はしばしば場面緘黙の子どもには困難を伴う場面で、社会性や学力の面で後れを取ったり、もし話せていたら体験できたことの多くができずにいるような状況と言えるでしょう。さらに、学校関係者は話せないことに対する対応の仕方を必ずしも知っているわけではなく、懲罰的な対応になってしまうこともあります。残念なことですが、場面緘黙の子どもはただ単に協調性がなく頑固なだけだとか、言語の問題があるとか、あるいは重篤な情緒障害や知的障害がある、と考える人がたくさんいます。その結果、特別支援学級への不適切な措置や、知能検査を実施しようとするなど多くの間違った対応がなされることがあります。発話や言語の問題がない場面緘黙の子どもたちは言語療法を受ける必要はありませんが、もし言語療法が小集団形式で行われる場合は、集団が小さい方が発話しやすい状況になるため有効かもしれません。

　親御さんたちのなかには、場面緘黙の子どもとの生活を非常にもどかしく感じている人もいます。両親は子どもが普通に話せることを知っているので、あたかも単に話さないことを選んでいるように感じるのです。子どもに話すことを「強要」することは苦痛を与えるだけで上手くいかず、かといってその問題を無視することもよい影響を与えません。現在、専門家は、場面緘黙はトラウマや虐待と関連は少ないことを知っていますが、未だにトラウマや虐待が場面緘黙の原因と考え、両親を責める人もたくさんいます。場面緘黙について関係者に教育することは、この問題の解決に役立つでしょう。

　時々、学校に入学した当初の数週間は話さず、その後ひとりでに話し始める子どももいますが、そうでない場合は治療が必要です。残念

ながら、どの子に治療が必要で、どの子には必要ないかを予測することは困難です。場面緘黙に対する最も効果的な治療は、薬物療法と認知行動療法（CBT）です。有効な薬のタイプは、プロザックやルボックスなどの選択的セロトニン再取り込み阻害薬（SSRI）です。CBTは発話に向けてスモールステップで少しずつ難しい課題を練習し、達成できたら報酬を得るという、焦点が明確で構造化された心理療法です。CBTでは、場面緘黙の影響を受けている家族や学校関係者の双方の努力が必要とされます。

付録B　治療の前に使用するもの

校長宛の治療協力依頼書

_____校長先生

　私は現在、_____先生のクラスの_____さんに、場面緘黙の治療を行っています。

　ご存知かもしれませんが、場面緘黙は他の場面（例えば、家庭）では話せるにもかかわらず、特定の場面（通常は学校）では一貫して話すことができない状態と定義されています。多くの研究によって、場面緘黙は重度の社交不安と関連が深く、早期の介入が有効であることが示されています。介入が行われなければ、場面緘黙の子どもたちの学力の到達度を評価することは難しく、同年代の子ども同士でかかわるスキルの発達が難しくなります。

　場面緘黙は主に学校で現れる問題で、私たちの経験から、治療を成功させるためには担任の先生の協力が必要不可欠であることがわかっています。私たちと_____さんの両親は、_____さんを支援するために作る協働治療チームに_____先生に参加していただけることを希望しています。一般に、学校で取り組む介入では、担任の先生に数分時間をとっていただき、他に子どもがいない場面やほとんどいない時に（例えば、授業の前、休み時間、放課後）、お子さんと一緒に課題を行っていただきます。

　校長先生にご連絡した理由のひとつは、治療の初期に、緊張の低い状態を作った上で、学校環境に子どもを「脱感作」することがしばしば役に立つからです。例えば、誰もいない教室でお子さんと両親だけで過ごすことができれば、これまで形成する機会がなかった教室での安心感を作っていくことができます。そのため、_____さんと両親が、治療の初期段階に限ってですが、誰もいない教室や他の校舎などを使用できるようお願いします。

　場面緘黙の治療に関してご質問や心配なことなどがございましたら、いつでも遠慮なくご連絡ください。

129

担任宛の治療協力依頼書

_____先生

　先生もお気づきのように、先生のクラスの_____さんは、家庭では流暢に年齢相応に話ができますが、教室では話せません。私は、_____さんを場面緘黙と診断し、_____さんとご家族と一緒にこの問題の治療を始めています。

　ご存知かもしれませんが、場面緘黙は他の場面（例えば、家庭）では話せるにもかかわらず、特定の場面（通常は学校）では一貫して話すことができない状態と定義されています。多くの研究により、場面緘黙は重度の社交不安と関連が深く、早期の介入が有効なことが示されています。場面緘黙は主に学校で現れる問題で、私たちの経験から、治療を成功させるためには担任の先生の協力が必要不可欠であることがわかっています。私と_____さんの両親（_____さんと_____さん）は、先生に協働治療チームの主要メンバーの１人として加わっていただくことを希望しております。

　治療には、発話が困難な場面への段階的エクスポージャーに焦点を当てた行動的介入が含まれます。先生の最初の役割は、教室についての情報を提供していただくことと、_____さんの行動を観察してわかったことを伝えていただくことです。それから、私たちは一緒に発話に向けた宿題を作りますが、先生にもその介入の実施に参加していただき、その結果について話し合いをもっていただくことが治療の中心になります。一般に、学校で取り組む介入では、担任の先生に数分時間をとっていただき、他に子どもがいない場面やほとんどいない時に（例えば、授業の前、休み時間、放課後）、お子さんと一緒に課題を行っていただきます。先生には、宿題のエクスポージャー課題を正確に実施していただくことをお願いします。小さな変更でも、_____さんにとって課題が難しくなってしまうことがあり、そのために正確に実施していただくことが重要です。例えば、_____さんの治療が（周りに他の子どもがいない状況で）先生

にだけこっそり話せるところまで進んでも、その時点で、他の子どもたちがいる状況で課題を実施しようとすると、上手くいく可能性はほとんどありません。私たちは、課題を実施した時の様子とその結果を共有するために、バインダーかノートを用いて情報交換したいと思います。しかし、時々はＥメールのやり取りも必要になりますので、その際には、私とＥメールでも連絡を取り合っていただきたいと思います。私のＥメールアドレスは＿＿＿＿＿＿＿＿＿です。電話番号は＿＿＿＿＿＿＿＿＿です。

　治療を始める前に、＿＿＿＿＿＿＿さんが教室でどのくらい話せているか評価する必要があります。先生に回答していただく教室内の発話に関する短いアンケートを用意しています。それは、2、3分程度で終わります。

　これまでお話したように、先生に治療に参加していただくことは非常に重要です。そのため、先生にはお時間を割いていただくことになります。このことは私の懸念することのひとつですが、できるだけ先生にお願いすることを少なくするよう努めます。私は先生と両親と一緒に、＿＿＿＿＿＿＿さんが授業やその他の場面でたくさん話すことができるよう支援に取り組み、それが有意義でやりがいのある経験となることを願っています。課題について具体的な説明が必要な時や、進歩の状況をお伝えいただく時には、いつでも気軽にご連絡ください。

　どうぞよろしくお願いいたします。

付録C　治療で使用する用紙

内　容

- 週間宿題用紙
- ご褒美検討用紙
- 感情チャート
- 場面評定用紙
- 会話はしご
- 遊びの約束用紙
- クラスメイトリスト
- クラスチャート
- エクスポージャー宿題用紙
- 学外関係者リスト
- 学外関係者チャート
- エクスポージャーアイデア用紙
- 進歩チャート
- 今後の目標ワークシート
- 終了証

週間宿題用紙

子どもの名前：＿＿＿＿＿＿＿＿　セラピストの名前：＿＿＿＿＿＿＿＿

セラピストの連絡先：＿＿＿＿＿＿＿＿＿＿＿＿＿＿＿＿＿＿＿＿＿＿

実施年月日：＿＿＿＿＿＿＿＿＿＿　→　第＿＿＿＿＿セッション

宿題の説明

課題１：＿＿＿＿＿＿＿＿＿＿＿＿＿＿＿＿＿＿＿＿＿＿＿＿＿＿

＿＿＿＿＿＿＿＿＿＿＿＿＿＿＿＿＿＿＿＿＿＿＿＿＿＿＿＿＿＿＿＿

＿＿＿＿＿＿＿＿＿＿＿＿＿＿＿＿＿＿＿＿＿＿＿＿＿＿＿＿＿＿＿＿

課題２：＿＿＿＿＿＿＿＿＿＿＿＿＿＿＿＿＿＿＿＿＿＿＿＿＿＿

＿＿＿＿＿＿＿＿＿＿＿＿＿＿＿＿＿＿＿＿＿＿＿＿＿＿＿＿＿＿＿＿

＿＿＿＿＿＿＿＿＿＿＿＿＿＿＿＿＿＿＿＿＿＿＿＿＿＿＿＿＿＿＿＿

課題３：＿＿＿＿＿＿＿＿＿＿＿＿＿＿＿＿＿＿＿＿＿＿＿＿＿＿

＿＿＿＿＿＿＿＿＿＿＿＿＿＿＿＿＿＿＿＿＿＿＿＿＿＿＿＿＿＿＿＿

＿＿＿＿＿＿＿＿＿＿＿＿＿＿＿＿＿＿＿＿＿＿＿＿＿＿＿＿＿＿＿＿

課題４：＿＿＿＿＿＿＿＿＿＿＿＿＿＿＿＿＿＿＿＿＿＿＿＿＿＿

＿＿＿＿＿＿＿＿＿＿＿＿＿＿＿＿＿＿＿＿＿＿＿＿＿＿＿＿＿＿＿＿

＿＿＿＿＿＿＿＿＿＿＿＿＿＿＿＿＿＿＿＿＿＿＿＿＿＿＿＿＿＿＿＿

コメント：＿＿＿＿＿＿＿＿＿＿＿＿＿＿＿＿＿＿＿＿＿＿＿＿＿

＿＿＿＿＿＿＿＿＿＿＿＿＿＿＿＿＿＿＿＿＿＿＿＿＿＿＿＿＿＿＿＿

＿＿＿＿＿＿＿＿＿＿＿＿＿＿＿＿＿＿＿＿＿＿＿＿＿＿＿＿＿＿＿＿

＿＿＿＿＿＿＿＿＿＿＿＿＿＿＿＿＿＿＿＿＿＿＿＿＿＿＿＿＿＿＿＿

明確な指示が必要な場合はどんなことでも、セラピストにご連絡ください。

ご褒美検討用紙

大きなご褒美	中くらいのご褒美	小さなご褒美

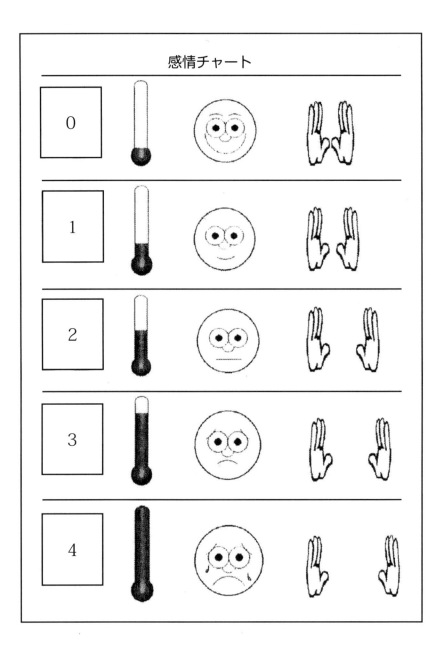

付録C　治療で使用する用紙

場面評定用紙

説明：具体的な場面とそれがどのくらい難しいかを記入します。課題が負担にならないように、**発話を含まない**とても簡単な場面も必要です。その他は発話が必要な場面にしてください。

簡単：

場面：＿＿＿＿＿＿＿＿＿＿＿＿＿＿＿＿＿＿＿＿＿＿＿＿＿＿＿＿＿

場面：＿＿＿＿＿＿＿＿＿＿＿＿＿＿＿＿＿＿＿＿＿＿＿＿＿＿＿＿＿

場面：＿＿＿＿＿＿＿＿＿＿＿＿＿＿＿＿＿＿＿＿＿＿＿＿＿＿＿＿＿

中くらい：

場面：＿＿＿＿＿＿＿＿＿＿＿＿＿＿＿＿＿＿＿＿＿＿＿＿＿＿＿＿＿

場面：＿＿＿＿＿＿＿＿＿＿＿＿＿＿＿＿＿＿＿＿＿＿＿＿＿＿＿＿＿

場面：＿＿＿＿＿＿＿＿＿＿＿＿＿＿＿＿＿＿＿＿＿＿＿＿＿＿＿＿＿

大変：

場面：＿＿＿＿＿＿＿＿＿＿＿＿＿＿＿＿＿＿＿＿＿＿＿＿＿＿＿＿＿

場面：＿＿＿＿＿＿＿＿＿＿＿＿＿＿＿＿＿＿＿＿＿＿＿＿＿＿＿＿＿

場面：＿＿＿＿＿＿＿＿＿＿＿＿＿＿＿＿＿＿＿＿＿＿＿＿＿＿＿＿＿

会話はしご

説明：最も易しい場面をはしごの一番下に、最も難しい場面をはしごの一番上にして、取り組む場面の一覧を作ってください。

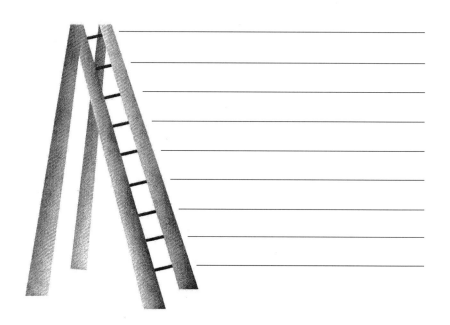

付録C　治療で使用する用紙

遊びの約束用紙

日付：＿＿＿＿＿＿＿＿＿　親（観察者）：＿＿＿＿＿＿＿＿＿＿

参加者：＿＿＿＿＿＿＿＿＿＿＿＿＿＿＿＿＿＿＿＿＿＿＿＿＿

難度：＿＿＿＿＿＿＿＿　場面：＿＿＿＿＿＿＿＿＿＿＿＿＿＿

活動：＿＿＿＿＿＿＿＿＿＿＿＿＿＿＿＿＿＿＿＿＿＿＿＿＿＿

＿＿＿＿＿＿＿＿＿＿＿＿＿＿＿＿＿＿＿＿＿＿＿＿＿＿＿＿＿

親の観察（言語と非言語行動の両方を記録）：

＿＿＿＿＿＿＿＿＿＿＿＿＿＿＿＿＿＿＿＿＿＿＿＿＿＿＿＿＿

＿＿＿＿＿＿＿＿＿＿＿＿＿＿＿＿＿＿＿＿＿＿＿＿＿＿＿＿＿

＿＿＿＿＿＿＿＿＿＿＿＿＿＿＿＿＿＿＿＿＿＿＿＿＿＿＿＿＿

＿＿＿＿＿＿＿＿＿＿＿＿＿＿＿＿＿＿＿＿＿＿＿＿＿＿＿＿＿

＿＿＿＿＿＿＿＿＿＿＿＿＿＿＿＿＿＿＿＿＿＿＿＿＿＿＿＿＿

＿＿＿＿＿＿＿＿＿＿＿＿＿＿＿＿＿＿＿＿＿＿＿＿＿＿＿＿＿

＿＿＿＿＿＿＿＿＿＿＿＿＿＿＿＿＿＿＿＿＿＿＿＿＿＿＿＿＿

＿＿＿＿＿＿＿＿＿＿＿＿＿＿＿＿＿＿＿＿＿＿＿＿＿＿＿＿＿

＿＿＿＿＿＿＿＿＿＿＿＿＿＿＿＿＿＿＿＿＿＿＿＿＿＿＿＿＿

＿＿＿＿＿＿＿＿＿＿＿＿＿＿＿＿＿＿＿＿＿＿＿＿＿＿＿＿＿

＿＿＿＿＿＿＿＿＿＿＿＿＿＿＿＿＿＿＿＿＿＿＿＿＿＿＿＿＿

＿＿＿＿＿＿＿＿＿＿＿＿＿＿＿＿＿＿＿＿＿＿＿＿＿＿＿＿＿

＿＿＿＿＿＿＿＿＿＿＿＿＿＿＿＿＿＿＿＿＿＿＿＿＿＿＿＿＿

＿＿＿＿＿＿＿＿＿＿＿＿＿＿＿＿＿＿＿＿＿＿＿＿＿＿＿＿＿

クラスメイトリスト

説明：あなたのお子さんと一緒にいるクラスメイトや、プログラムに参加するお子さんの名前のリストを作成するのに、この用紙を使ってください。男女別で困難さが異なる場合は、男女別に作成してください。

名前：＿＿＿＿＿＿＿＿＿＿ 男／女 　　名前：＿＿＿＿＿＿＿＿＿＿ 男／女

名前：＿＿＿＿＿＿＿＿＿＿ 男／女 　　名前：＿＿＿＿＿＿＿＿＿＿ 男／女

名前：＿＿＿＿＿＿＿＿＿＿ 男／女 　　名前：＿＿＿＿＿＿＿＿＿＿ 男／女

名前：＿＿＿＿＿＿＿＿＿＿ 男／女 　　名前：＿＿＿＿＿＿＿＿＿＿ 男／女

名前：＿＿＿＿＿＿＿＿＿＿ 男／女 　　名前：＿＿＿＿＿＿＿＿＿＿ 男／女

名前：＿＿＿＿＿＿＿＿＿＿ 男／女 　　名前：＿＿＿＿＿＿＿＿＿＿ 男／女

名前：＿＿＿＿＿＿＿＿＿＿ 男／女 　　名前：＿＿＿＿＿＿＿＿＿＿ 男／女

名前：＿＿＿＿＿＿＿＿＿＿ 男／女 　　名前：＿＿＿＿＿＿＿＿＿＿ 男／女

名前：＿＿＿＿＿＿＿＿＿＿ 男／女 　　名前：＿＿＿＿＿＿＿＿＿＿ 男／女

名前：＿＿＿＿＿＿＿＿＿＿ 男／女 　　名前：＿＿＿＿＿＿＿＿＿＿ 男／女

名前：＿＿＿＿＿＿＿＿＿＿ 男／女 　　名前：＿＿＿＿＿＿＿＿＿＿ 男／女

名前：＿＿＿＿＿＿＿＿＿＿ 男／女 　　名前：＿＿＿＿＿＿＿＿＿＿ 男／女

名前：＿＿＿＿＿＿＿＿＿＿ 男／女 　　名前：＿＿＿＿＿＿＿＿＿＿ 男／女

名前：＿＿＿＿＿＿＿＿＿＿ 男／女 　　名前：＿＿＿＿＿＿＿＿＿＿ 男／女

付録C　治療で使用する用紙

クラスチャート

子どもの 名前	会話の 内容	会話の 場所	会話の 質	遊びの約束 の有無	遊び相手の 親との会話 の有無

エクスポージャー宿題用紙

子どもの名前：＿＿＿＿＿＿＿＿＿　　　両親の名前：＿＿＿＿＿＿＿＿＿＿＿
（エクスポージャー課題に参加した人を○で囲んでください）
教師：＿＿＿＿＿＿＿＿　　親：＿＿＿＿＿＿＿＿　　その他：＿＿＿＿＿＿＿
実施年月日：＿＿＿＿＿＿＿＿＿＿　　→　　第＿＿＿＿＿＿セッション

宿題の説明

ａ）課題：＿＿＿＿＿＿＿＿＿＿＿＿＿＿＿＿＿＿＿＿＿＿＿＿＿＿＿＿＿＿＿
＿＿＿＿＿＿＿＿＿＿＿＿＿＿＿＿＿＿＿＿＿＿＿＿＿＿＿＿＿＿＿＿＿＿＿＿＿
＿＿＿＿＿＿＿＿＿＿＿＿＿＿＿＿＿＿＿＿＿＿＿＿＿＿＿＿＿＿＿＿＿＿＿＿＿

ｂ）予定のご褒美：＿＿＿＿＿＿＿＿＿＿＿＿＿＿＿＿＿＿＿＿＿＿＿＿＿＿＿
＿＿＿＿＿＿＿＿＿＿＿＿＿＿＿＿＿＿＿＿＿＿＿＿＿＿＿＿＿＿＿＿＿＿＿＿＿
＿＿＿＿＿＿＿＿＿＿＿＿＿＿＿＿＿＿＿＿＿＿＿＿＿＿＿＿＿＿＿＿＿＿＿＿＿

親または先生が結果を記録してください　　　○達成できた
　　　　　　　　　　　　　　　　　　　　　○達成できなかった

課題の達成状況について記入してください：＿＿＿＿＿＿＿＿＿＿＿＿＿＿＿＿
＿＿＿＿＿＿＿＿＿＿＿＿＿＿＿＿＿＿＿＿＿＿＿＿＿＿＿＿＿＿＿＿＿＿＿＿＿
＿＿＿＿＿＿＿＿＿＿＿＿＿＿＿＿＿＿＿＿＿＿＿＿＿＿＿＿＿＿＿＿＿＿＿＿＿
＿＿＿＿＿＿＿＿＿＿＿＿＿＿＿＿＿＿＿＿＿＿＿＿＿＿＿＿＿＿＿＿＿＿＿＿＿

課題に関するセラピスト記入欄

ｃ）課題の達成状況　　　　○できなかった──難しくてやろうとしなかった
　　　　　　　　　　　　　○できなかった──やろうとしたができなかった
　　　　　　　　　　　　　○決めた通りではなかったがある程度できた
　　　　　　　　　　　　　○決めた通りにできた
　　　　　　　　　　　　　○修正してできた

　　エクスポージャー後の子どもの感情評定　　😖　😟　😐　🙂　😄

　　子どもが評定できなかった場合はこちらにチェック＿＿＿＿＿＿

結果のまとめ：＿＿＿＿＿＿＿＿＿＿＿＿＿＿＿＿＿＿＿＿＿＿＿＿＿＿＿＿＿
＿＿＿＿＿＿＿＿＿＿＿＿＿＿＿＿＿＿＿＿＿＿＿＿＿＿＿＿＿＿＿＿＿＿＿＿＿
＿＿＿＿＿＿＿＿＿＿＿＿＿＿＿＿＿＿＿＿＿＿＿＿＿＿＿＿＿＿＿＿＿＿＿＿＿

付録C　治療で使用する用紙

学外関係者リスト

あなたのお子さんが学外の課外活動で知り合った子どもや、学外で関わりのある大人のリストを作成するのに、この用紙を使ってください。その人たちの名前か、大人であれば職業（例えば、美容師、ウエーター）を記入してください。

子ども　　　　　　　　　　　　　　大人

_____男／女　　_____男／女

_____男／女　　_____男／女

_____男／女　　_____男／女

_____男／女　　_____男／女

_____男／女　　_____男／女

_____男／女　　_____男／女

_____男／女　　_____男／女

_____男／女　　_____男／女

_____男／女　　_____男／女

_____男／女　　_____男／女

_____男／女　　_____男／女

_____男／女　　_____男／女

_____男／女　　_____男／女

_____男／女　　_____男／女

_____男／女　　_____男／女

学外関係者チャート

学外関係者の 名前	学外関係者の 人物説明	発話の 内容	発話の 質	自然な自発的発話 だったか？

付録C　治療で使用する用紙

エクスポージャーアイデア用紙

子ども： _____　両親： _____　教師： _____

実施年月日： _____

現在、話すことが難しい場面や状況

_____

_____

_____

_____

_____

_____

_____

_____

_____

エクスポージャーの具体的なアイデア

_____

_____

_____

_____

_____

_____

_____

_____

_____

進歩チャート：＿＿＿＿＿＿＿＿が達成したこと！

説明：以下の空欄に、子どもの進歩を記入してください。例えば、クラスメイト、他の子ども、先生、家族、その他の大人、などカテゴリーごとに記入してください。

カテゴリー（　　　　　　　）

- ＿＿＿＿＿＿＿＿＿＿＿＿＿＿＿＿＿＿＿＿＿＿＿
- ＿＿＿＿＿＿＿＿＿＿＿＿＿＿＿＿＿＿＿＿＿＿＿
- ＿＿＿＿＿＿＿＿＿＿＿＿＿＿＿＿＿＿＿＿＿＿＿

カテゴリー（　　　　　　　）

- ＿＿＿＿＿＿＿＿＿＿＿＿＿＿＿＿＿＿＿＿＿＿＿
- ＿＿＿＿＿＿＿＿＿＿＿＿＿＿＿＿＿＿＿＿＿＿＿
- ＿＿＿＿＿＿＿＿＿＿＿＿＿＿＿＿＿＿＿＿＿＿＿

カテゴリー（　　　　　　　）

- ＿＿＿＿＿＿＿＿＿＿＿＿＿＿＿＿＿＿＿＿＿＿＿
- ＿＿＿＿＿＿＿＿＿＿＿＿＿＿＿＿＿＿＿＿＿＿＿
- ＿＿＿＿＿＿＿＿＿＿＿＿＿＿＿＿＿＿＿＿＿＿＿

カテゴリー（　　　　　　　）

- ＿＿＿＿＿＿＿＿＿＿＿＿＿＿＿＿＿＿＿＿＿＿＿
- ＿＿＿＿＿＿＿＿＿＿＿＿＿＿＿＿＿＿＿＿＿＿＿
- ＿＿＿＿＿＿＿＿＿＿＿＿＿＿＿＿＿＿＿＿＿＿＿

カテゴリー（　　　　　　　）

- ＿＿＿＿＿＿＿＿＿＿＿＿＿＿＿＿＿＿＿＿＿＿＿
- ＿＿＿＿＿＿＿＿＿＿＿＿＿＿＿＿＿＿＿＿＿＿＿
- ＿＿＿＿＿＿＿＿＿＿＿＿＿＿＿＿＿＿＿＿＿＿＿

付録C　治療で使用する用紙

今後の目標ワークシート

目　　標	エクスポージャー	ご褒美

終 了 証

様

あなたが会話プログラムを終了したことを証します

（発行者）

引用文献

American Psychiatric Association. (2000). *Diagnostic and statistical manual of mental disorders* (4th ed., text rev.). Washington, DC: Author.

Beidel, D. C., Turner, S. M., & Morris, T. L. (2000). Behavioral treatment of childhood social phobia. *Journal of Consulting and Clinical Psychology, 68,* 1072-1080.

Bergman. R. L., & Lee, J. C. (2009). Selective mutism. In B. J. Sadock, V. A. Sadock, & P. Ruiz (Eds.), *Kaplan and Sadock's comprehensive textbook of psychiatry* (9th ed., Vol. 1., pp. 3694-3699). Philadelphia: Lippincott Williams & Wilkins.

Bergman, R. L., Piacentini, J., & McCracken, J. T. (2002). Prevalence and description of selective mutism in a school-based sample. *Journal of the American Academy of Child and Adolescent Psychiatry, 41*(8), 938-946.

Black, B., & Uhde, T. W. (1994). Treatment of elective mutism with fluoxetine: A double-blind, placebo-controlled study. *Journal of the American Academy of Child and Adolescent Psychiatry, 33,* 1000-1006.

Black, B., & Uhde, T. W. (1995). Psychiatric characteristics of children with selective mutism: A pilot study. *Journal of the American Academy of Child and Adolescent Psychiatry, 34*(7), 847-856.

Blum, N. J., Kell, R. S., Starr, H. L., Lender, W. L., Bradley- Klug, K. L., Osborne, M. L., & Dowrick, P. W. (1998). Case study: Audio feedforward treatment of selective mutism. *Journal of the American Academy of Child and Adolescent Psychiatry, 37*(1), 40-43.

Carlson, J. S., Mitchell, A. D., & Segool, N. (2008). The current state of empirical support for the pharmacological treatment of selective mutism. *Michigan State University School Psychology Quarterly, 23*(3), 354-372.

Cleave, H. (2009). Too anxious to speak? The implications of current research into selective mutism for educational psychology practice. *Educational Psychology in Practice, 25*(3), 233-246.

Cohan, S. L., Chavira, D. A., & Stein, M. B. (2006). Practitioner review: Psychosocial interventions for children with selective mutism: A critical evaluation of the Literature from 1990-2005. *Journal of Child Psychology and Psychiatry and Allied Disciplines, 47*(11), 1085-1097.

Dow, S. P., Sonies, B. C., Scheib, D., Moss, S. E., Leonard, H. L. (1995). Practical guidelines for the assessment and treatment of selective mutism. *Journal of the American Academy of Child and Adolescent Psychiatry, 34*(7), 836-846.

Dummit, E. S., Klein, R. G., Tancer, N. K., Asche, B., Martin, J. (1996). Fluoxetine treatment of children with selective mutism: An open trial. *Journal of the American Academy of Child and Adolescent Psychiatry, 35,* 615-621.

Dummit, E. S., Klein, R. G., Tancer, N. K., Asche, B., Martin, J. (1997). Systematic assessment of 50 children with selective mutism. *Journal of the American Academy of Child and Adolescent Psychiatry, 36*(5), 653-660.

Elizur, Y., & Perednik, R. (2003). Prevalence and description of selective mutism in immigrant and native families: A controlled study. *Journal of the American Academy of Child and Adolescent Psychiatry, 42*, 1451-1459.

Guy, W. (1976). *ECDEU assessment manual for psychopharmacology, revised* (218-222). Rockville, MD: National Institute of Mental Health.

Kearney, C. A., Haight, C., & Day, T. L. (2011). Selective mutism. In D. Mckay & E. Storch (Eds.), *Handbook of child and adolescent anxiety disorders* (pp. 275-287). New York: Springer.

Kehle, T. J., Owen, S. V., & Cressy, E. T. (1990). The use of self-modeling as an intervention in school psychology: A case study of an elective mute. *School Psychology Review, 19*, 115-121.

Kendall, P. C. (1994). Treating anxiety disorders in children: Results of a randomized clinical trial. *Journal of Consulting and Clinical Psychology, 62*(1), 100-110.

Kendall, P. C., & Hedtke, K. A. (2006). *Cognitive-behavioral therapy for anxious children: Therapist manual* (3rd ed.). Ardmore, PA: Workbook Publishing.

Koeppen, A. S. (1974). Relaxation training for children. *Elementary School Guidance and Counseling, 9*, 14-21.

Krohn, D. D., Weckstein, S. M., & Wright, H. L. (1992). A study of the effectiveness of a specific treatment for elective mutism. *Journal of the American Academy of Child and Adolescent Psychiatry, 31*, 711-718.

Lang, R., Regester, A., Mulloy, A., Rispoli, M., & Botout, A. (2011). Behavioral intervention to treat selective mutism across multiple social situations and community settings. *Journal of Applied Behavior Analysis, 44*(3), 623-628.

Manassis, K., & Tannock, R. (2008). Comparing interventions for selective mutism: A pilot study. *Canadian Journal of Psychiatry, 53*(10), 700-703.

Manassis, K., & Tannock, R., Garland, E. J., Minde, K., & McInnes, A. (2007). The sounds of silence: Language, cognition, and anxiety in selective mutism. *Journal of the American Academy of Child and Adolescent Psychiatry, 46*(9), 1187-1195.

Masten, W. G., Stacks, J. R., Caldwell- Colbert, A. T., & Jackson, J. S. (1996). Behavioral treatment of a selectively mute Mexican-American boy. *Psychology in the Schools, 33*, 56-60.

Ollendick, T. H., & Cerny, J. A. (1981). *Clinical behavior therapy with children.* New York: Plenum Press.

Piacentini, J. C., Langley, A., & Robleck, T. (2007). *It's only a false alarm: A cognitive-behavioral treatment program—Therapist guide.* New York: Oxford University Press.

Porjes, M. D. (1992). Intervention with the selectively mute child. *Psychology in the Schools, 29,* 367-376.

The Research Unit on Pediatric Psychopharmacology Anxiety Study Group. (2001). RUPP: Fluvoxamine for the treatment of anxiety disorders in children and adolescents. *The New England Journal of Medicine, 344,* 1279-1285.

Richburg, M. L., & Cobia, D. C. (1994). Using behavioral techniques to treat elective mutism: A case study. *Elementary School Guidance and Counseling, 28*(3), 214-219.

Rye, M. S., & Ullman, D. (1999). The successful treatment of long-term selective mutism: A case study. *Journal of Behavior Therapy and Experimental Psychiatry, 30,* 313-323.

Sharkey, L., McNicholas, F., Barry, E., Begley, M., & Ahern, S. (2008). Group therapy for selective mutism: A parents' and children' s treatment group. *Journal of Behavior Therapy and Experimental Psychiatry, 39*(4), 538-545.

Silverman, W. K., & Albano, A. M. (1996). *The Anxiety Disorders Interview Schedule for Children for DSM-IV: Child and parent versions.* San Antonio, TX: Psychological Corporation.

Silverman, W. K., & Kurtines, W. M. (1996). *Anxiety and phobic disorders: A pragmatic approach.* New York: Plenum Press.

Spence, S. H., Donovan, C., & Brechman-Toussaint, M. (2000). The treatment of childhood social phobia: The effectiveness of a social skills training-based, cognitive behavioral intervention, with and without parental involvement. *The Journal of Child Psychology and Psychiatry, 41,* 713-726.

Steinhausen, H. S., Wachter, M., Laimbock, K., & Metzke, C. W. (2006). A long-term outcome study of selective mutism in childhood. *The Journal of Child Psychology and Psychiatry, 47*(7), 751-756.

Vecchio J. L., & Kearney, C. A. (2005). Selective mutism in children: Comparison to youths with and without anxiety disorders. *Journal of Psychopathology & Behavioral Assessment, 27,* 31-37.

Vecchio, J. L., & Kearney, C. A. (2009). Treating youths with selective mutism with an alternating design of exposure-based practice and contingency management. *Behavior Therapy Journal, 40,* 380-392.

Viana, A. G., Beidel, D. C., & Rabian, B. (2009). Selective mutism: A review and integration of the last 15 years. *Clinical Psychology Review, 29*(1), 57-67.

Watson, T. S., & Kramer, J. J. (1992). Multimethod behavioral treatment of long-term selective mutism. *Psychology in the Schools, 29,* 359-365.

Wright, H. H., Cuccaro, M. L., Leonhardt, T. V., Kendall, D. F., & Anderson, J. H. (1995). Case study: Fluoxetine in the multimodal treatment of a preschool child with selective mutism. *Journal of the American Academy of Child and Adolescent Psychiatry, 34*(7), 857-862.

著者紹介

　著者のＲ・リンジー・バーグマン博士は、カリフォルニア大学デイヴィッド・ゲフィン医科大学院の精神医学・生物行動科学の臨床准教授であり、同大学ロサンゼルス校（UCLA）小児期強迫性障害・不安障害プログラムの副ディレクターです。バーグマン博士はまた、カリフォルニア大学リスニク神経精神科病院小児期強迫性障害集中外来プログラムのディレクターも務めています。バーグマン博士は 1995 年に UCLA で臨床心理学の博士号を取得し、間もなくして、新しく設置された UCLA 小児期強迫性障害プログラムに参加しました。彼女は米国国立精神保健研究所から、場面緘黙の治療法開発のための研究費を獲得しました。彼女の臨床活動の専門は、小児期や思春期の場面緘黙、強迫性障害、及びそれらの関連障害に対する認知行動療法（CBT）です。不安障害児童に適用する CBT や他のエビデンスのある介入法の開発、検証、理解のために、実証的な研究を積み重ねています。彼女は小児期不安障害の治療研究の複数の研究賞を受賞し、いくつかの治療成果研究の共同研究者にもなっています。UCLA では心理学と精神医学の両分野の研修員の教師、並びに CBT スーパーバイザーを務めています。

監訳者あとがき

　本書の原著のタイトルは、『*Treatment for Children with Selective Mutism: An Integrative Behavioral Approach*』であり、2013 年に Oxford University Press から出版されたものです。著者の R.Lindsey Bergman 博士は、場面緘黙に関する基礎研究と臨床研究に関する論文を多数執筆しているこの領域で著名な研究者です。

　本書は場面緘黙のある特に幼児期児童期の子どもを対象にした心理治療マニュアルです。方法論としては刺激フェイディング法と段階的エクスポージャー法を中核的な技法とし、クリニックをベースに家庭や学校や地域場面で子どもと親と担任が協力して宿題を実施し、その達成度に基づいて次のステップを作成するというものです。この治療マニュアルの最大の特徴は、20 回のセッションを標準としている点です。監訳者の教育相談の経験では、学校場面で会話が可能になり、大きな困難が解消するためには、月 1、2 回の来談で 1 年以上を要することが一般的ですが、本書を読むと、刺激フェイディング法と段階的エクスポージャー法に基づき、スモールステップがきめ細かく設定されていることがよくわかります。また、子ども自身の達成感を確認しつつ、前に進む方法論であることがよくわかります。

　分担して翻訳を手伝ってくれたのは、私が博士後期課程で指導する学生たちです。学生たち自身も本書の翻訳を通じてたくさんのことを学びました。そして、本書を読まれた臨床心理専門職の方々にも同様に多くのことを参考にしていただくことができれば本望です。場面緘黙ゆえに支援を必要としている人たちはたくさんおられるにもかかわらず、適切な支援が届いていないのがわが国の現状です。本書がその状況を前進させる一助になることを願ってやみません。

2018 年 4 月 20 日

園山　繁樹

訳者紹介

監　訳

園山　繁樹　　筑波大学人間系教授

分担訳

奥村真衣子　　信州大学学術研究院教育学系助教
　　　　　　　筑波大学大学院人間総合科学研究科障害科学専攻（博士後期課程）在学中
　　　　　　　第1章、第2章、付録
佐藤　久美　　筑波大学大学院人間総合科学研究科障害科学専攻（博士後期課程）在学中
　　　　　　　第3章、第4章
酒井　貴庸　　甲南女子大学人間科学部講師
　　　　　　　筑波大学大学院人間総合科学研究科障害科学専攻（博士後期課程）在学中
　　　　　　　第5章、第6章
雨貝　太郎　　千葉経済大学短期大学部講師
　　　　　　　第7章、第8章
海老原朱美　　茨城県発達障害者支援センター発達支援担当
　　　　　　　筑波大学大学院人間総合科学研究科障害科学専攻（博士後期課程）在学中
　　　　　　　第9章、第10章
藤原　あや　　筑波大学大学院人間総合科学研究科障害科学専攻（博士後期課程）在学中
　　　　　　　第11章、第12章
趙　　成河　　筑波大学人間系特任助教
　　　　　　　筑波大学大学院人間総合科学研究科障害科学専攻（博士後期課程）在学中
　　　　　　　第13章

場面緘黙の子どもの治療マニュアル

統合的行動アプローチ

2018年7月20日　初版 第1刷

著　者	Ｒ・リンジー・バーグマン
監　訳	園山繁樹
発行所	㈲二瓶社
	TEL 03-4531-9766
	FAX 03-6745-8066
	e-mail: info@niheisha.co.jp
	郵便振替 00990-6-110314
装　幀	株式会社クリエイティブ・コンセプト
印刷製本	株式会社シナノ

万一、乱丁・落丁のある場合は購入された書店名を明記のうえ
小社までお送りください。送料小社負担にてお取り替え致します。但し、古書店で購入したものについてはお取り替えできません。なお、本書の一部あるいは全部を無断で複写複製することは、法律で認められた場合を除き、著作権の侵害となります。定価はカバーに表示してあります。

ISBN 978-4-86108-082-1　C3011
Printed in Japan